Humor in der Neurologie und Psychiatrie

Gesammelt von den
Fachärzten des Deutschen Sprachgebiets

Ausgewählt von

Dr. Bratz
Direktor der Wittenauer Heilstätten

Ich lobe mir den heitren Mann
am meisten unter meinen Gästen.
Wer sich nicht selbst zum Besten haben kann,
der ist gewiß nicht von den Besten.
(Goethe)

Berlin und Leipzig 1930

Walter de Gruyter & Co.

vormals G. J. Göschen'sche Verlagshandlung — J. Guttentag, Verlagsbuchhandlung
Georg Reimer — Karl J. Trübner — Veit & Comp.

Druck von Walter de Gruyter & Co., Berlin W 10

Einleitung.

Psychiater werden nicht leicht volkstümlich. Einer jedoch, den wir zu den unsrigen zählen, hat den Weg in jedes Haus, ja in das Herz von klein und groß in aller Welt gefunden, das ist Dr. *Heinrich Hoffmann*, der Dichter des Struwwelpeter. Nun ist sein humorvolles Bilderbuch, dem dieser große Erfolg beschieden war, nicht etwa einer flüchtigen Laune entsprungen. Wie er uns selbst erzählt, sind die ersten Ansätze dazu aus praktischem Bedürfnis am Bett des kranken Kindes entstanden, wenn es galt, zur Ermöglichung der Untersuchung die Aufmerksamkeit der Kleinen zu fesseln und ihre Furchtsamkeit zu beheben.

Den großen Kindern, insbesondere Kranken gegenüber ist ein humorvolles Verhalten — wenn auch in andrer Weise — nicht minder wirksam; und dieser machtvollen Fähigkeit menschlichen Geistes darf der nicht entbehren, der wie der Arzt und namentlich der Neurologe und Psychiater zu jeder Stunde und in jeder Situation auf den seelischen Zustand kranker Menschen einwirken soll. Er bedarf des Humors im Sinne jener hohen von der Last der Dinge und Gedanken befreienden Eigenschaft, wenn es gilt, für das gedrückte Gemüt das heitere erlösende Wort zu finden; er soll dem Kranken ein freundlicher Verwandler der trüben Umwelt sein, er soll ihm das Unabänderliche noch erträglich machen, er soll ihm ein froher scherzender Gesellschafter sein oder ihm wenigstens die geeignete Lektüre vorschlagen können[1]) — und schließlich bleiben die Stunden auch im Beruf des Nervenarztes nicht aus, in denen er selbst eine Dosis Humor nötig hat.

Solche Gründe mögen diese — für den Arzt gedachte — Humorsammlung rechtfertigen, und sie bestimmen uns auch, am Schluß der Sammlung ein besinnliches Kapitel folgen zu lassen, in welchem in freier, dem Charakter der Sammlung angepaßter Form Nachdenkliches über den Humor gesagt wird. Wir lassen einen Dichter und Denker, einen Lustspieldichter und Psychiater

---

[1]) Vgl. *Bratz* u. *Renner:* Was soll ein Kranker lesen? Berlin, Verlag von Urban u. Schwarzenberg.

zu Worte kommen und fügen schließlich unsre eigenen Gedanken über diesen Gegenstand hinzu.

Die Sammlung selbst enthält humorvolle Beiträge nicht nur von reichsdeutschen Ärzten. Aus dem ganzen deutschen Sprachgebiet sind uns von zustimmenden Kollegen Verse und Prosa in dankenswerter Weise zugeflossen, und nur einen Teil konnten wir in den engen Rahmen, den wir uns setzen mußten, aufnehmen. Die Auswahl von Beiträgen aus dem Schrifttum, die Durchsicht der dicken Bände von Zeitschriften und Witzblättern, haben die hiesigen Herren Dr. *Balluff*, Dr. *Bender*, Dr. *Blume*, Dr. *Klare* und Dr. *Panse* freundlicherweise übernommen. Bei der Sichtung und Auswahl des überreich zufließenden Materials hat Herr *Panse* weitgehend mitgewirkt.

* * *

Der Irrenarzt muß seyn ein wohlwollender Mensch, ein tapferer, lebensgewandter und lebenserfahrener, möglichst allseitig gebildeter Mann, ein unbefangener Philosoph oder auch gar keiner, ein scharfsinniger und praktisch erfahrener Arzt und ein Humorist der bezeichneten Art. — Ohne Humor kann niemand ein Irrenarzt sein.

Aus Dr. *Gustav Blumröder*,
Über das Irreseyn, Leipzig 1836.

Inhalt.

I.

Unsere Toten.

(Erb, Kraepelin, Arthur Leppmann, Mendel, Pelman, Sander)

Erb.

Erb hatte in der Vorlesung bei einem Kranken die Diagnose auf einen apfelgroßen Tumor gestellt, und als der Mann starb, fand sich bei der Autopsie nichts. *Erb* sagte bei der Besprechung des Falles in der Klinik mit großer Verachtung: »Traurige Kerl, die Pathologe, noch nit emol mein Tumor hawwe se g'funne!«

Temmler-Kalender 1928.

*

Kraepelin.

Kraepelin stellte eines Tages im Kolleg einen Kranken mit progressiver Paralyse vor, der sich in einem Stadium ausgesprochenen Größenwahns befand und von unermeßlichen Reichtümern fabulierte. Als jedoch *Kraepelin* darauf drang, er möchte genau angeben, wie groß sein Geldbesitz sei, weigerte er sich hartnäckig, eine Summe anzugeben. Auf die Frage, warum er denn keine genaue Auskunft gebe, antwortete der Patient überraschenderweise zum Auditorium gewendet: »Hier sitzen so viele Herren, die nur darauf warten, mich anzupumpen.«

Als sich die Heiterkeitswelle der Zuhörer gelegt hatte, fuhr Kraepelin ruhig fort, indem er sagte: »Sie sehen hier, meine Herren, ein typisches Beispiel für das, was wir als »lichte Momente« bezeichnen, indem der Patient plötzlich, inmitten einer großen Anzahl profuser Wahnideen einer berechtigten Befürchtung Ausdruck verleiht.«

Hey. (Die Insel 1927.)

*

Als *Kraepelin* sich auch noch einen Anatomen an seine Klinik holte, hieß es:

»Von allem a bissl —
da holt er sich Nissl.«

*

Vom Büchermarkt.

Das Entgegenkommen des Verlegers setzt uns in die Lage, schon heute einiges aus der im Erscheinen begriffenen VI. Auflage von *Kraepelins* bekanntem Lehrbuche mitteilen zu können.

Die Vorrede — ex ungue leonem — lautet:

Seitdem ein freundliches Geschick mir nach dem Erscheinen der V. Auflage ca. 200 Kranke unter die Finger gebracht hat, haben meine Anschauungen wiederum eine beträchtliche Wandlung durchgemacht; namentlich über den definitiven Ausgang der einzelnen Formen hat mir die Erfahrung der letzten 6 Monate jetzt endgültigen Aufschluß gebracht; ich habe eingesehen, daß meine frühere Einteilung immer noch zuviel »Zustandsbilder« mit sich herumschleppte, und gebe unten die neueste, dem Ideal schon sehr nahekommende Gruppierung, von der ich hoffe, daß sie für 2—3 Monate in Geltung bleiben kann.

Was mir die Überlegenheit des hier befolgten klinischen Verfahrens über die herkömmliche Diagnostik unzweifelhaft dargetan hat, das ist die Unfehlbarkeit, mit welcher wir auf Grund unserer Krankheitsbegriffe die gesamte Zukunft des Kranken zu prophezeien imstande sind; wir nehmen es darin jetzt mit jeder Zigeunerin auf; außerdem bitte ich die Leichtigkeit zu beachten, mit der jeder Lernende unter meiner Führung sich in meiner Idealeinteilung zurechtfindet.

Auf Anregung des Verlegers habe ich mich entschlossen, als Schlußtafel ein Gruppenbild sämtlicher Mitarbeiter an den »psychologischen Arbeiten« beizufügen; leider hat die Vervielfältigung gerade bei diesen letzteren den Urbildern sehr viel schuldig bleiben müssen.«

Einteilung der Psychosen.

I. Psychosen, die aus dem Individuum herauswachsen:
  A. Die chronische Paranoia.
  B. Das periodische Irresein.
    1. Psychosen, bei denen die Periodizität sich prinzipiell im einmaligen Auftreten ausspricht:
      a) Die progressive Paralyse.
      b) Die Dementia senilis.
      c) Das Delirium acutum mit tödlichem Ausgange.
    2. solche mit häufiger Wiederholung:
      a) Der manisch-melancholische Stupor.
      b) Die manisch-stupide Melancholie.
      c) Die stupide manische Melancholie.
      d) Der akute Rausch.

II. Psychosen, die in das Individuum hineinwachsen.
A. Die Wechselstofferkrankungen.
1. Das Delirium tremens.
2. Morphinismus und Kokainismus.
3. Myxoedem und Katatonie.

III. Psychosen, in die das Individuum hineinwächst:
1. Die konträre Sexualempfindung.
2. Die chronische nervöse Erschöpfung.
3. Der Kretinismus und die Hysterie. —

Alles andere gehört zum periodischen Irresein.

NB. 100 Mark zahle ich demjenigen, der mir nachweist, was aus dem »Wahnsinn« der IV. Auflage geworden ist.

Heidelberg, den 18. 9. 1896 E. Kraepelin.

(Aus »Allgemeine Zeitschrift für pädagogische Psychiatrie« — Heidelberg, 18. 9. 96.)
Festschrift der Jahresversammlung des südwestdeutschen psychiatrischen Vereins.

*

Arthur Leppmann.

Laßt wohlbeleibte Männer um mich sein mit glatten Köpfen, und die nachts gut schlafen, diese Kennzeichnung des Pyknikers war *A. Leppmann* auf den Leib geschrieben, und ihr entsprach auch sein behaglicher Humor.

Er betrachtete die Menschen weder aus dem »alkoholistischen Gesichtswinkel« noch sonst aus einem spitzen Winkel, sondern er sah ihnen geradewegs in die Augen, erkannte ihre bezeichnendsten Eigentümlichkeiten mit freundlicher Unentrinnbarkeit und fand für jeden ein Kennwort von drolliger Prägnanz. Einen alten Hausarzt, der seine ehrlich erworbenen Altersquittungen mit feierlicher Würde trug, nannte er »einen der geheimsten Geheimräte«, einen vielumstrittenen, aber zum mindesten sehr fleißigen Forscher »ein mühsames Hundel«, für einen sehr kurzsichtigen, aber findigen Gerichts-Berichterstatter prägte er die Bezeichnung »der blinde Jagdhund«, einer Dame, die mit ihrer heiratsfähigen Tochter ins Bad gereist war, sagte er nach: »Sie ging mit gezücktem Segen herum«, und als Tischredner pries er die ewig jugendliche Hausfrau: »Sie strahlt in täglich neuen Farben.«

Das Problem der weiblichen Schutz- und Lockfärbung hat ihn auch in anderer Form beschäftigt. In kleinem Kreise wurde ein auffallend hübsches junges Mädchen gepriesen, ein Skeptiker vermutete, der schöne Teint könne künstlich hergestellt sein, ein Begeisterter wandte ein: »Aber sie ist doch fast noch ein Kind...« »Kunst im Leben des Kindes« — schmunzelte A. L.

Viele werden sich noch erinnern, wie A. L. die Stimmung eines großen Neurologen-Essens, das durch teils wehmutsvolle, teils peinliche Reden großer Männer eröffnet worden war, mit einem jener Damentoaste rettete, für die er ein für allemal vereidigt blieb, auch wenn er noch so oft versicherte, »den Gewerbeschein als Bratenbarde längst abgegeben zu haben.« Auch hier klang das vorhin genannte Thema an, als er die Frauen mit der Glia verglich, weil sie das Stützgewebe der Menschheit darstellen — und sich so gut färben.

Als er nach Berlin kam, dichtete ein Breslauer Schlaraffe auf ihn, anknüpfend an eine Figur aus Paul Lindaus damals vielgelesenen Verbrecherroman »Spitzen«:

»Da spricht der große Zellenheld,
Genannt der Humpelfritze:
Die Blüte der Verbrecherwelt
Schätzt mich ob meiner Witze;
Doch gegen ihn gehör nunmehr
Ich zu den Geistespowern,
Solch tolle Bierideen wie der
Weiß keins auszubaldowern.«

So wurde ihm auch in seiner »bescheidenen Zuchthäuslichkeit« manches sachverständige Lob zuteil: »Wo we'ck denn hier 'n Ball schieben, Sie sind doch so ausgekocht«! Und als ein minder Einsichtiger doch mal versuchte, durch demonstratives Lärmen seine nicht vorhandene Krankheit zu beweisen, sagte A. L. zum Wachtmeister nur: »Gehen Sie, sagen Sie dem Manne, er dürfe jetzt aufhören, ich hab's gehört.«

Bei aller Gutmütigkeit ließ er sich nicht in seine Sache hineinreden. Ein Herr konsultierte ihn wegen einer kranken Schwester: A. L. sagte ihm, er müsse die Schwester in eine Anstalt bringen; der Herr widersprach im Brustton der Entrüstung. Die Antwort A. L.s lautete: »Ich werd' Ihnen was sagen, gehen Sie gleich mit!« Der Herr war belehrt, brachte seine Schwester in die Anstalt und hat sein Erlebnis selbst später weiter erzählt.

A. und *F. Leppmann* tauschten ihre gerichtlichen Erlebnisse gewohnheitsmäßig aus, F. L. erzählte, wie ein besonders skeptischer Vorsitzender ihm gesagt habe: er finde die üblichen Unterschiedsfragen bei der Intelligenzprüfung gar nicht so leicht; wenn er, der Herr Landgerichtsdirektor, selbst gefragt würde, was der Unterschied zwischen Schnee und Eis sei, würde er nicht gleich wissen, was er zu antworten hätte. A. L. fiel dem Erzähler ins Wort: »Du hättest antworten sollen, daß Du daraus Deine Folgerungen ziehen würdest!«

Von dem vielen Menschlichen und Allzumenschlichen, das A. L. aus seinen Erlebnissen in der Gutachterpraxis erzählen konnte, mag eine Anekdote hier Platz finden. Sie betraf die Gräfin X., die wegen Kindesunterschiebung in Untersuchungshaft saß und, falls sie verurteilt wurde, Zuchthaus zu gewärtigen hatte. A. L. hatte sie zu begutachten. Der Termin zur Hauptverhandlung rückte näher. »Sagen Sie, Dokteur, was setzt man auf zu die Verhandlung?«, fragte die Gräfin. Etwas betroffen erwiderte A. L.: Die aus dem Gefängnis vorgeführten Angeklagten pflegen barhäuptig zu kommen. Ruhig erklärte die Angeklagte: »Ist mir auch sehr lieb, mein Hut ist schon ganz unmodern.«

A. L. war schon an sechzig, als er kriegerisches Gewand anlegte. Aber er versicherte, daß er auf die Klinge seines Säbels die Worte habe gravieren lassen: »Du sollst nicht töten.« Er hat diesem Grundsatz getreu gehandelt, — auch in der Uniform blieb er wohlwollend, verstehend, und sein Witz leuchtete, ohne zu verletzen.

*

Mendel.

In der Poliklinik.

Ein polnischer Jude kommt.

»Was fehlt Ihnen?« ... »Nichts!«

»Warum kommen Sie denn hierher?« ... »Ich habe gehört, man wird hier umsonst untersucht. Untersuchen Sie mich mal. Vielleicht fehlt mir doch was.«

M.

*

Unter Brüdern.

Mendels Sohn vertritt den Vater in der Sprechstunde. Es kommt ein polnischer Jude heran. Verdacht auf Hirngeschwulst. Arzt: »Ich schicke Sie noch zu meinem Bruder, der ist Augenarzt und soll einen genauen Augenbefund aufnehmen.« Patient: »Ich habe doch aber nichts an den Augen.« Arzt: »Es ist aber doch notwendig.« Patient geht zum Augenarzt, der ihm sagt, daß alles gut sei an den Augen. Patient zahlt 3.— M. und entfernt sich rasch mit der Frage: »Sind Sie noch mehr Brüder??«

M.

*

Eine gute Methode, Honorar zu erhalten.

Bei Katatonikern mit Echosymptomen nimmt man am Schlusse der Konsultation sein eigenes Portemonnaie aus der

Tasche, nimmt aus demselben einen Zwanzigmarkschein heraus, legt ihn auf den Tisch des Hauses. Patient, echopraktisch, tut das Gleiche, — und so kommt man zu seinem Gelde.

M.

*

Der Berliner Neurologe *Emanuel Mendel* sprach in einem halbpopulären Publikum über den Unterschied von Halluzination und Illusion. Der Illusion liegt ein Sinneseindruck zugrunde, der Halluzination nicht. »Wenn ich auf dem Sofa liege und sehe im Halbschlummer einen Engel mein Zimmer betreten, so ist das eine Halluzination. Würde ich aber hier vom Katheder aus« — und dabei fixierte er eine wenig reizvolle Studentin — »in einer meiner Zuhörerinnen einen Engel erblicken, so wäre das eine Illusion.«

Insel 1929.

*

Aus Pelman, Erinnerungen eines alten Irrenarztes.

....Die zweite Anstalt, die ich auf meinem Wege besuchte, war eine große Privatanstalt bei Leipzig; der Direktor war ein alter und, wie ich gleich hinzufügen will, etwas komischer Herr und die Anstalt eine Art von Raritätenkabinett. Zu seinen Eigenheiten gehörte u. a. das Erfinden, und da Erfinder nach Esquirols Ausspruch unheilbar sind, so hatte er nach und nach eine ganze Menge erfunden. Schon gleich beim Eintritt in die Anstalt stieß man in den Anlagen auf einen kleinen Teich, und ich war schon von *Köppe* instruiert worden, es ja nicht zu unterlassen, den Herrn Direktor auf das Bedenkliche einer solchen Anlage und auf die Gefahr aufmerksam zu machen, die sie für Selbstmordsüchtige haben müsse. Ich wurde aber eines besseren belehrt. Der Teich hatte nur eine geringe Tiefe, und um diese zu verdecken, wurde er durch ein häufiges Umrühren in beständiger Trübung gehalten. Sprang nun ein Kranker hinein, so wurde er mühelos und ohne weiteren Schaden herausgeholt, und es war tatsächlich keine Gefahr, wohl aber eine Falle für heimliche Selbstmörder, die auf diese Weise ein für allemal entlarvt waren. Anderes Wunderliche enthielt die Anstalt selbst. Der Direktor hatte gefunden, daß viereckige Möbel insofern eine größere Gefahr für die unruhigen Kranken darböten, als diese sich an den Ecken stoßen und verletzen konnten. Die Ecken wurden daher zunächst abgerundet. Aber auch so waren sie nicht unbedenklich, und er suchte die Gewalt des Stoßes oder des Falles dadurch abzuschwächen, daß er die Möbel insofern beweglich machte, als sie sich um ihre Achse drehten. Es war nun ein beliebter Zeitvertreib der Kranken, den Tisch in eine rotierende Bewegung zu versetzen und etwa darauf befindliche Gegenstände auf dem

Wege der Zentrifugalkraft in eine entfernte Ecke des Zimmers zu schleudern.

*

Pelman erhielt ein Monitum von der Oberrechnungskammer, weshalb er für das Laboratorium eine silberne Waage angeschafft habe. Er schrieb auf den Rand: »Weil eine goldene zu teuer gewesen wäre.«

*

Sander.

Bei der Feier des 50jährigen Doktorjubiläums des Dalldorfer Direktors *Wilhelm Sander* hielt *Leppmann* die Festrede unter Hinweisen, daß es *Sander* gelänge, fast jedem zu begutachtenden den Schutz des § 51 zu verschaffen. Nur einmal sei ihm ein Fall in dieser Beziehung fast aussichtslos erschienen, *Sander* habe darauf das Gutachten 5 Jahre liegen lassen und dann die Anzeichen seniler Demenz konstatiert.

*

Ein eifriger junger Kollege beschwerte sich bei Direktor *Sander* einmal energisch darüber, daß einem Patienten eine Unfallrente zugesprochen sei, der überhaupt einen Unfall nicht erlitten habe. *Sander* erwiderte: »Sie müssen sich darüber nicht so alterieren. Im menschlichen Leben gleicht sich ja schließlich alles aus; der Mann hat zu Unrecht seine Rente erhalten, dafür erhält dann einmal ein Kranker, der einen Unfall erlitten hat, keine Rente.« *H.*

* *
*

II.

Neurologen und Psychiater unter sich.

Vom Büchertisch.

Bei der großen Literaturüberschwemmung, welche durch die jüngsten Lehrstuhlvakanzen herbeigeführt wurde, sehen wir uns leider außerstande, jedes Werk gesondert zu besprechen. Wir haben uns daher zu dem zeitgemäßen Schritte entschlossen, unsere schon längst patentierte (D. R. P. Nr. 77777, Neuerung an Rezensionen) Universal-Rezension, System Mendel, zu veröffentlichen. Dieselbe gestattet dem Leser, sich ohne weiteres, nur durch Einfügung der Titel, eine sachverständige Besprechung jedes beliebigen Buches, auch aus ganz fernliegenden Wissensgebieten, zu verschaffen, welche in allen Stücken vollständig dem eigenen Standpunkte entspricht. Die ebenso lästigen, wie gänzlich unnützen Meinungsverschiedenheiten werden dadurch in glücklicher Weise ausgemerzt:

N. N., Über X. X.[2])

»Der durch seine Forschungen auf unserm Gebiete bekannte junge, strebsame[3])

Verfasser hat uns in der vorliegenden fleißigen Arbeit eine erfreuliche Bereicherung unserer Kenntnisse nach verschiedenen Richtungen hin geliefert. Unter Berücksichtigung der einschlägigen Literatur berichtet er über interessante Ergebnisse, welche er in der $\frac{\text{psychiatrischen Klinik}^{4)}}{\text{Irrenanstalt}}$ zu ..... unter Leitung des[5]) zu sammeln Gelegenheit gehabt hat. Sehr beachtenswert sind namentlich seine Bemerkungen über einige $\frac{\text{bisher wenig berührte}^{3)}}{\text{viel umstrittene}}$ Punkte. Auf Grund seiner eingehenden Studien kommt Verfasser dazu, sich im großen und ganzen den herrschenden Anschauungen anzuschließen, doch gelangt er in verschiedenen Stücken zu einer abweichenden Auffassung. Es erscheint natürlich, daß wir seinen Ansichten nicht in allen Einzelheiten zustimmen können. Auf einem so schwierigen Gebiete werden ja immer gewisse Meinungsverschiedenheiten zwischen den einzelnen Forschern bestehen. So scheint uns der Verfasser die Lehre dieses oder jenes Autors nicht immer ganz richtig verstanden und wiedergegeben zu haben. An manchen Stellen vermissen wir die Widerlegung naheliegender Einwände; einige Partien der Arbeit sind ein wenig zu aphoristisch gehalten, andere wiederum etwas zu breit angelegt; auch einzelne Lücken wären zu verzeichnen. Endlich hätte unseres Erachtens die ganze Frage von einem wesentlich anderen Standpunkte aus behandelt werden müssen, wie wir selbst an anderem Orte ausführlich nachgewiesen haben.

Indessen alle diese kleinen Ausstellungen genügen natürlich nicht, den Wert der vorliegenden schätzbaren Arbeit irgendwie zu beeinträchtigen. Die klare, ansprechende Darstellung, die bedeutsamen Ergebnisse, die Wichtigkeit des Gegenstandes lassen dieselbe als einen wirklichen Fortschritt erscheinen und werden ihr einen dauernden Platz in der einschlägigen Literatur sichern. Wir können daher allen Fachgenossen die Lektüre der anregen-

[2]) Vom Leser auszufüllen.

[3]) Nicht Zutreffendes zu durchstreichen.

[4]) Bei Werken aus anderen Wissensgebieten wären hier andere Wendungen einzuschalten, wie »im chemischen, physiologischen Laboratorium«, »auf der Sternwarte«, »im philologischen Seminar«, »auf seiner Reise nach«, »bei den Ausgrabungen« u. ä.

[5]) Fällt bei den Leitern selbst natürlich fort.

den Arbeit nur auf das angelegentlichste empfehlen. Die Ausstattung macht der rührigen Verlagsbuchhandlung alle Ehre [6]).«

Wir schmeicheln uns, mit der Einführung der Patentbesprechung, die auf Verlangen noch in einigen andern ähnlichen Mustern abgegeben wird, einem lange gefühlten Bedürfnisse in glänzendster Weise abgeholfen zu haben. Jedes Buch wird mit leichter Mühe besprochen, jeder Autor sieht sich belohnt; der speichelleckerischen Lobhudelei wie dem kleinlichen Nörglertum sind die Wurzeln abgegraben. Das Redigieren von Zeitschriften ist zur Sinekure geworden, zu ihrer Lektüre genügt ein Blitzlicht; ganze Jahrhunderte an Arbeitszeit werden den Fachgenossen erspart, ohne daß sie etwas dafür einbüßen. Vor allem aber ist Gleichheit vor der Kritik eine der wichtigsten Forderungen des geistigen Arbeiters! Mit der Erfüllung dieser Forderung ist die Zauberformel gefunden, welche auch auf diesem Gebiete einer gerechten Unfall- und Krankenversicherung Eingang verschafft!

Wir gehen noch weiter, jetzt endlich wird es auch möglich sein, Werke sachgemäß zu besprechen, in welche nie eines Lesers Auge geblickt hat. Ja wir wagen zu hoffen, daß unsere Bestrebungen uns ermöglichen werden, auch noch den letzten Schritt in der Emanzipation der Geister vorwärts zu tun. Kurz und gut, wir arbeiten daran, auch den Korrektor, dem Setzer und dem Verfasser selbst die Kenntnis des besprochenen Werkes überflüssig zu machen. Bei einzelnen Verfassern sind erfreuliche Ansätze zur Erreichung dieses Zieles schon heute deutlich erkennbar. Schwerer wird das bei den Setzern und Korrektoren halten, doch wir zweifeln nicht; durch immer weitergehende Unverständlichkeit wird sich auch hier noch so manches erreichen lassen.

(Aus »Die Stechuhr«, Karlsruhe, 3. 9. 1894.)
Festschrift der Jahresversammlung des südwestdeutschen psychiatrischen Vereins.

*

Annonce.

Für die
Behandlung psychiatrischer Fragen
empfiehlt
K-Albaumin (insbesondere bei Katatonie),
Lissäure bei paralytischen Anfällen,
Wernix cerebralis (zur Erzeugung oberflächlichen Glanzes),
Transcorticinum superius und inferius (das Allerneueste!)
die Gesellschaft zur Ausnutzung fremder Patente.
Bei Eigenbeziehung Rabatt.

Aus »Die Stechuhr« 1894.

---

[6]) **Nur bei Büchern nötig.**

Die Psychiatrie ist weiblich. — Kein Wunder also, wenn sie nach weiblicher Gepflogenheit an ihrem Kleid herumändert und viele Worte macht; auch ist sie guter Hoffnung.

Temmler-Kalender.

*

Die neue Elektrisiermaschine.

Eine Geschichte aus der Klinik.

Dr. *Hans*, der zweite Arzt der Klinik, hat eine Patientin, die wegen Enuresis nocturna elektrisiert werden muß. Ein Elektrisierapparat ist aber schon längst nicht mehr vorhanden als atavistisches Instrument aus vorpsychologischer Zeit. Was tun? Einen neuen Apparat kaufen, dafür hat man jetzt kein Geld.

Aber der Chef hatte glücklicherweise schon vor zwanzig Jahren eine geniale Idee, die nun Dr. *Hans* fruchtbar macht. Er schraubt die Elektroden einfach an der Leitung des Telephons statt der Drähte des Hörrohrs. Die Sache geht glänzend.

Täglich steigt nun Dr. *Hans* mit der Patientin ins Untersuchungszimmer auf der Frauenabteilung, wo sich auch eine Station des Haustelephons befindet. Die Abteilungswärterin von B. begleitet die Patientin und assistiert. Dr. *Hans* streicht leise und zart dem kranken Mädel mit dem Elektrodenbesen auf dem Bauch herum, die Jungfrau quiekst vor Freude und Vergnügen, und der Engel Gabriel dreht in himmlischem Rhythmus die Telephonkurbel. Engel Gabriel hieß nämlich die Abteilungswärterin von B., seitdem sie bei der letzten Weihnachtsfeier in dieser Rolle Verse der Frau Chefeuse rezitiert und dabei dreimal stecken geblieben war.

Der Effekt dieser Elektrotherapie ist wunderbar. Nicht nur kurbelt der Engel Gabriel den heilsamen Strom aus dem Telephon, nicht nur freut sich Dr. *Hans* über die bereits eingetretene Wirkung und ist das Mädel entzückt über die reizvolle Behandlung, sondern auch unten in der Portierloge, der Zentrale fürs Haustelephon setzt ein unermüdliches Läuten ein. Vergebens drückt Herr Huber, der Portier, die Klappe unentwegt zu, es läutet weiter, vergebens schreit er immer lauter ins Rohr, was man denn eigentlich wünsche, es läutet weiter, er fragt hilfesuchend auf Nachbarstationen, was im Untersuchungszimmer los sei, ob jemand verrückt geworden, es läutet unentwegt weiter und da eben der Engel Gabriel noch an der Kurbel dreht, ist ob dem himmlischen Läuten beim Portier nichts zu verstehen. Andere Klappen fallen, niemand kann Antwort bekommen, denn keiner versteht, was Huber sagt, und Huber kann nicht verstehen, was man von ihm will, weil Gabriels Schelle unermüdlich läutet, wie der ewige Chor der Engel im Paradies. Was bleibt Herrn

Huber anders übrig, als die betreffende Klappe am Telephonapparat fortwährend mit dem Zeigefinger festzudrücken, bis sie nach reichlich 20 Minuten nicht mehr läutend herunterfällt, weil Gabriel seinen himmlischen Strom abgestellt hat.

Dr. *Hans* aber entläßt hochbefriedigt seine Patientin und geht mit stillem Neid auf des Chefs herrliche Idee nach Hause.

Philipp.

*

Der große Topf.

Der Eine: Recht schwierig ist's damit bestellt,
Die Krankheit, die den Geist befällt,
Mit rechtem Namen zu benennen
Und, was verschieden ist, zu trennen.
Doch hört ein Mensch, was keiner spricht,
Hat er gar noch ein falsch Gesicht,
Spricht von Verfolgung, Röntgenstrahl,
Gift, Telephon und and'rer Qual —
Zerbrich Dir weiter nicht den Kopf!
's geht alles in den großen Topf:
Verrücktheit.

Der Andere: Gar vieles schreibt man heutzutag,
Was ich nicht akzeptieren mag,
Nicht Neues sollte man probieren
Und lieber Meynert gut studieren,
Psychosis acuta
Kann man schon dort beschrieben sehn;
Zeigt sie verwirrt sich oder klar,
Wenn sie akut entstanden war,
Zerbrich Dir weiter nicht den Kopf!
's geht alles in den großen Topf:
Amentia.

Ein Dritter: Wer Diagnosen stellen will,
Hat zu beachten gar zu viel;
Nicht nur »wie's ist« zu überlegen,
Besonders auch »von Wesen wegen«.
Drum hab' auf die Erschöpfung acht,
Die oft den Fall so weit gebracht;
Ob stupurös er, ob verwirrt,
Ob exhaustiv er deliriert,
Zerbrich Dir weiter nicht den Kopf!
's geht alles in den großen Topf:
Erschöpfungspsychose.

Ein Vierter: Zum Teufel mit dem großen Topf,
Packt Euch doch endlich selbst am Schopf!
Das kann so nicht mehr weiter gehen,

Auf den Verlauf vor allem sehen!
Von Zustandsbildern ganz befangen,
Ist Euch die Wesenheit entgangen.
Beschaut genau Euch den Verlauf,
Dann geht das rechte Licht Euch auf.
Und er zerbrach sich sehr den Kopf,
Dann nahm er einen neuen Topf:
Dementia praecox.

(Aus »Psyche und Psychiater«, Frankfurt, November 1895.)
Festschrift der Jahresversammlung des südwestdeutschen psychiatrischen Vereins.

*

Vom ersten deutschen Simulanten-Kongreß.

Über die beste Methode Pupillen-Starre zu simulieren machte ein Beteiligter lehrreiche Mitteilungen. Die erste Bedingung ist: daß es pressiert. Zu diesem Zweck zeigt man ein preußisches Retour-Billet vor, das an dem gleichen Abend abläuft. Hat man den Vorzug, eine Iris mit hinteren Synechien zu besitzen, so bedarf es kaum noch weiterer Vorbereitungen. Da dies aber immerhin nur ein ausnahmsweiser Glücksfall ist, so wird es in der Regel nötig sein, sich fünf Tage zuvor vormittags in einer Augenklinik Atropin, nachmittags in einer andern Eserin einträufeln zu lassen. Die Pupillen werden dann gerade recht sein.

In der Diskussion über die Berücksichtigung des genius loci clinici waren alle Anwesenden einig über die hohe Bedeutung dieses Punktes. Der Entwurf eines Simulanten-Führers für die verschiedenen Kliniken fand allgemeinen Beifall. In Berlin ist vor allem auf Einschränkung des Gesichtsfeldes zu achten, Halle sieht auf objektive Schmerzen, Straßburg auf Tremor. In Würzburg ging es eine zeitlang nicht ohne Psychogenie, für deren Entwicklung dem Führer ein genaues Schema beiliegt. Heidelberg legte früher Wert auf Erschöpfung, und es war deshalb schon die Beilage der erforderlichen Kurve von der Redaktion geplant. Nach neueren Mitteilungen ist dort jetzt mehr mit epileptischen Antecedentien zu machen.

Eine interessante Debatte entspann sich über die Bedeutung des Schilddrüsen-Trauma. Die Redaktions-Kommission hatte geplant, eine besonders sorgfältige Anleitung zu geben für Simulation von Kontusion der Schilddrüse. Sie glaubte sogar schon sichere Mittel gefunden zu haben zur Erzeugung von Myxödem, morbus Basedowi etc. Hiergegen erhob sich aber eine heftige Opposition, die geltend machte, daß Fütterung mit Hammel-Schilddrüsen dann unausbleiblich wäre, und daß man sich dieser

Gefahr nicht aussetzen wolle. Man beschloß deshalb hiervon abzusehen.

Die Versammlung trennte sich in dem erhebenden Bewußtsein, daß mit den rapiden Fortschritten der Neurologie das Arbeitsfeld des Simulanten eine Ausdehnung gewinnen wird, des Schweißes der Edeln wert.

(Aus »Der Revisor«, Karlsruhe, 9. 9. 1895.)
Festschrift der Jahresversammlung des südwestdeutschen psychiatrischen Vereins.

*

Beim Jubiläumsfeste einer Irrenanstalt nähert sich mit dem Weinglase der Direktor einer andern Anstalt dem Gefeierten und stößt mit den Worten an: »à votre maison de santé.«

Br.

*

Ein noch sehr eifriger angehender Psychiater nahm eine Stellung in einer auf dem platten Lande gelegenen Anstalt an. Infolge Mangels jeder wissenschaftlichen Anregung war er sehr enttäuscht. Eines Tages trifft er auf dem Spaziergang den Direktor, der ihn freundlich fragt, wie es ihm in der Anstalt gefiele. Der junge Arzt macht eine Andeutung bezüglich des Fehlens einer Möglichkeit zu wissenschaftlichen Arbeiten. Unterdessen ist man an einen Teich gelangt. Der Direktor weist auf den Teich mit den Worten: »Sie sollten hier fleißig angeln!«

St. in W.

*

Ein nachmals Ordinarius gewordener Assistent der Wiener psychiatrischen Klinik entdeckt unter den Zugängen eines Tages einen steinalten, vertrockneten, verhuzelten, kleinen Hebräer mit niedriger, fliehender Stirn, übermächtigem, stark vortretenden Unterkiefer. »Der muß sich aus der israelitischen Abteilung des Neandertals hierher verirrt haben«, meinte er zu seinem Kollegen.

St. in W.

*

Hitzig hatte Ölfarbenanstrich der Absonderungszimmer verlangt, der Dezernent des Finanzministeriums lehnt den Antrag mit der Begründung ab, daß er auch in seiner Privatwohnung nicht dergleichen hätte. *Hitzig* antwortete darauf: »Ich weiß nicht, ob Sie auch die Gewohnheit haben — die Wände zu beschmieren.« — Aus Kirchhoff. Deutsche Irrenärzte.

*

Damentoast

auf der VI. Jahresversammlung der Gesellschaft Deutscher Nervenärzte am 27. 9. 1912 in Hamburg.

Alles regt sich. — Ernstes, kluges Streben
Schaffet neue Formen, neues Leben.
Frischer Wind durch alle Hirne weht.
Und gar bald ertönt's vom Alsterstrande
Weit hinaus in alle, alle Lande:
Hamburg wird nun Universität!

Und zu allererst wird da erwogen,
Wen man wohl beruft als Neurologen,
Würdig, diesem Fach hier vorzustehen.
Und so will ich denn mit frommem Schaudern
Unter strengster Diskretion hier plaudern,
Was in diesem Sinn geschehen.

Schon im Frühjahr man sich schriftlich wandte,
Da man seiner Lehre Fülle kannte,
An Herrn *Siegmund Freud* direkt nach Wien.
Dieser hat es . . . psychanalysieret,
Dann jedoch ganz strikt »abreagieret«,
Und er schrieb: »Ich kann nicht zu Euch ziehn,

»Kann's nicht. 's wär ein sexuelles Laster.
»Hamburg ist für mich kein richt'ges Pflaster,
»Wo ein Mann wirkt, der als »Nonne« rauscht!
»Soll ich, *Freud,* am Jungfernstiege wohnen??
»Soll ich neben einem . . . *Saenger* thronen
»Der mit *Wilbrand* Optiküsse tauscht??«

So schrieb *Freud.* — Drauf bot den Rang, die Gage,
Denkend an die Knotenpunktmassage,
Herrn *Cornelius* in Berlin man an.
Und es ging der Ruf, der ehrenvolle,
Nun an ihn, daß er sich melden solle,
Doch *Cornelius* schrieb zurück alsdann:

»Ach! Ich wär' Euch gar zu gern erbötig,
»Doch Berlin hat meine Kunst noch nötig.
»Jedermann erhält, was ihm gebührt.
»Ich massiere weiter dort nach Noten.
»In Berlin, da gibt's so viele . . . Knoten«,
»Die man nicht so einfach wegmassiert.

»Laßt mich heilen erst Berlins Beschwerden!
»Jene, die da nimmer alle werden,
»Bringen Ruhm mir ein und bringen Geld.
»Einen andern müßt Ihr Euch verschaffen.
»Nehmt doch *Rothmanns* großhirnlosen Affen!
»Nehmt den klugen Hans aus Elberfeld!«

So erhielt man Körbe allerwegen.
Und man war schon ob der Wahl verlegen.
Da rief ein Senator keck und schlau:
»Müssen es denn immer grade Herren sein?
»Hamburg will und soll doch recht modern sein!
»Wählt doch und berufet eine — Frau!

»Frauen, die des Kochens Kunst vollführen,
»Werden mit Interesse auch studieren
»Linsenkern, Olive, Mandelkern.
»Selbst 'ne Hebe, Hebephrene heilen,
»Besser noch, viel besser als wir Herrn.

»Selbst sympathisch, werd'n sie mit Genusse
»Sich auch widmen dem Sympathikusse
»Fast so gut, wie's *L. R. Müller* tut.
»Haube, Schleife . . . das sind alles Sachen,
»Die uns Männern kaum Vergnügen machen,
»Doch den Frauen stehen gar zu gut.« —

Also sprach er. — Und es sei erwogen
Jetzt von uns, den Herren Neurologen,
Ob wir selbst auch einverstanden sind,
Daß das Studium unser'n Frau'n wir lassen,
Selber mit der Wirtschaft uns befassen,
Selbst erziehn und nähren unser Kind.

Und da müssen wir's uns doch mal sagen:
Nervenarzt sein . . . ist schon schwer zu tragen,
Neurologenfrau sein . . . ein Malheur!
Unsere Launen immer sanft zu betten,
Unsre ewig krause Stirn zu glätten,
Das macht unsrer Frau'n Beruf so schwer.

Darum woll'n wir ihn' mal andres gönnen:
Hamburg soll sie zum Dozent ernennen,
Zum Professor, Rektor und Dekan!
Doch ich wette: sie kommt treu und bieder
Gar zu bald an unsre Seite wieder,
Kommt, um unsre Liebe zu empfahn,

Kommt, um unsern Herd daheim zu schmücken,
Uns und unsre Kinder zu beglücken,
Kommt, weil sich die Sehnsucht mächtig regt.
Denn was ist denn wahre Frau'nbewegung?? —
Wenn die Frau in treuer, edler Regung
Stets auf's neu zum Mann sich hin bewegt.

Drum, ihr Herrn, ergreift die Pokale!
Jeder, dem noch blieben Ideale,
Mag mit mir das Frauenhoch jetzt brauen!
Leben sollen, die wir schätzend lieben,
Ob sie bei uns, ob daheim geblieben!
3 mal hoch die Neurologenfrauen!

Kurt Mendel.

Damentoast

auf dem Festessen der Berliner Gesellschaft für Psychiatrie und Nervenkrankheiten am 28. Februar 1928.

Gehalten von *Kurt Mendel.*

Der Damentoast! — Nach alter guter Sitte
Erschein' ich wiederum in eurer Mitte
Und laß' an Hand von Sitzungsprotokollen
Vergang'nes Jahr an euch vorüberrollen.
Da leuchtet auf als Hellstes sicherlich
Simons und *Hirschmanns* Hypophysenstich.
Wie komm' ich nun vom Hirnanhang, dem zahmen,
Auf unsern »Anhang« hin, auf unsre . . . Damen?
Hört einmal zu! — — — Wenn *Simons* stillvergnügt
Die Nadel durch das ganze Stirnhirn piekt,
Dann hat er sicher nicht genug durchdacht,
Was alles er dabei zuschanden macht!
Ihr alle kennt die Stirnareale,
Bezeichnet sie in Einfalt als »Frontale«
Und wißt doch nicht — ich wette 1 zu Zentrum —
F_{123} — das ist das Frauenzentrum.
Wo der Fazialis — in F_1 — sich regt,
So oft der Mund zum Kusse sich bewegt,
Wo für den Arm das Rindenzentrum liegt,
Wenn er sich sanft um Liebchens Mieder schmiegt,
Wo unsre Sprache — F_3 — schlägt an,
Daß sie der Braut von Liebe sprechen kann,
Und wo Musik — in F_2 rechts — erklingt,
Wenn unser Lied ins Ohr der Liebsten dringt,
Dort liegt ein großes Rindenareal,
Ein Zentrum wahrhaft international,
Bekannt, beliebt in allen Erdengauen,
Dort liegt F_{123}: F ocus für Frauen!
Ich schnitt es gern in jede — »Rinde« ein:
Dort soll und muß das Frauenzentrum sein.
Und dieses Zentrum gut gehegt, gepflegt,
Ist wohl bei mir besonders ausgeprägt. —
Auf daß es weiter »mendelnd« sich vererbe,
Halt' ich den Damentoast hier, bis ich sterbe,
Wem aber *Arthur Simons* stillvergnügt
Die Nadel durch das ganze Stirnhirn piekt,
Dem wird vielleicht — das fänd ich unerhört —
Das ganze Frauenzentrum mitzerstört,
Der speist des Lebens Mahl auf leeren Tellern,
Der Glanz der Frauen wird ihm nicht mehr . . . »sch e llern.«
Er liefert seiner Mitwelt keinen — »Krantz«.
Wir aber lassen uns noch nicht punktieren,
Wir wollen frei und froh uns amüsieren! —
Nur müßt' ihr Frau'n den Pakt mit unterschreiben:

Ihr müßt so nett, so hold, so lieblich bleiben,
Bescheiden wie ein Blümlein auf der Wiese,
Kurzum: so stilvoll wie die . . . Hypophyse.
Mit diesem Wunsch steig ich herab zum Schluß
Vom Türkensattel meines Pegasus.
Und bitte Sie, mit mir das Glas zu heben
Auf unsre Damen! Hoch! Sie sollen leben!

*

Trinklied

zum 50. Stiftungsfeste des Geschäftsausschusses der Berliner Standesvereine am 4. 11. 1928.

Mel.: Trink, trink, Brüderlein, trink.

Einst war's ein Vergnügen mit Ehren,
Ein »Doktor« zu sein. Das war smart.
Heut kommt's gleich nach Kindergebären,
Nach Autoraketenfahrt.
Einst saßen wir Ärzte am Sekttisch,
Wir waren Genießer und Prasser.
Doch heut ist der Bon so »kachektisch«.
Heut reicht's nur zu Bier und zu Wasser.

Trink, trink, Brüderlein, trink,
Laß doch die Sorgen zu Haus!
Meide den Kummer und meide den Schmerz,
Dann ist das Leben ein Scherz!

Einst liebte man eine. — Und diese
Erkor man zur Gattin formell,
Heut macht man in Psychanalyse,
Und alles ist heut . . . sexuell.
Die Liebe ist frei, ungenieret.
»Komplexe« das »Ich« komplizieren,
»Verdrängt« wird und »abreagieret«,
Und Venus und Bacchus regieren.

Trink, trink, Brüderlein, trink,
usw.

Heut fahndet man nur nach Spirillen
Und spritzet dann jeglichen Quark
Im Kampf mit den bösen Bazillen
Ins Hirn und ins Rückenmark.
Ob heilend nun, ob problematisch,
Man spritzt von Geburt bis zum Tode,
Spritzt allo — und homöopathisch,
Denn Bier ist noch immer die Mode:

Trink, trink, Brüderlein, trink,
usw.

Einst gab es noch Geistesheroen:
Ein *Helmholtz,* ein *Virchow,* ein *Gauß.*
Man haute auf Sockeln, auf hohen,
Ihr Bild für die Nachwelt einst aus.
Heut ehrt man nur Boxer und Schwimmer
Durch Lorbeer, durch Preise, Geschenke.
Von Geist aber nirgends ein Schimmer!
Ach! Geistig sind nur die — Getränke.

Trink, trink, Brüderlein, trink,
usw.

So laßt uns das Glas nun erheben!
Gestehen wir's offen doch ein:
Wir irren, solange wir streben.
Die Wahrheit liegt doch nur im Wein!
Wenn *Bornstein*[1]) sich noch so sehr sträubet
Und sind wir auch noch so sehr skeptisch,
Der Wein, er belebt und betäubet,
Wirkt sedativ und analeptisch.

Trink, trink, Brüderlein, trink,
usw.

Kurt Mendel.

*

Anti-Trinklied.

Herrn Dr. *Kurt Mendel* gewidmet.

Einst war's ein Vergnügen, mit Ehren
Ein Doktor zu sein. Doch heut'
Wird unser Anseh'n sich mehren,
Sind wir stets als Helfer bereit:
— Nicht etwa zu sitzen am Sekttisch
Mit Ruhm als Genießer und Prasser,
Bis blöd man wird und kachektisch —
Als wäre das Schlimmste das Wasser!

Trink, trink, Menschenkind, trink,
Wenn es Dich dürstet, mein Kind!
Meid' aber Gifte, dann meidest Du Schmerz,
Dann ist das Leben kein Scherz!

»Verdränge« das Kranke, die »Süchte«,
Willst »abreagieren«, nun wohl:
Mach: meinetwegen Gedichte,
Doch nicht auf den Alkohol!
Du nennst Dich 'nen Neurologen,
Bekannt ist der Name *Kurt Mendel,*

---

[1]) Großer Abstinenzler, der in jeder Diskussion gegen den Alkohol spricht.

Bleibst aber dem Wein Du gewogen,
Dann gibt es, o *Mendel,* bald Händel!

Trink, trink, Menschenkind, trink,
usw.

Bald gibt es nur Weingeist-heroen
Und Alkoholköpfe, o Graus!
Und auf den Sockeln, den hohen,
Fehlt *Helmholtz* und *Virchow* und *Gauß*.
»Der Wein verscheucht mir das Denken«,
Den *Helmholtz*schen Spruch sollt Ihr merken;
Der Geist, den Ihr findet in Schänken,
Der kann Euren Weingeist nur stärken.

Trink, trink, Menschenkind, trink,
usw.

Das Glas, das könnt Ihr erheben!
Doch kann es erhebend nicht sein,
Wenn der, der da forschet nach Leben,
Die Wahrheit suchet im Wein. —
Du bist Psycholog', Psychiater,
'nen Wissenden soll man Dich nennen,
Und willst im Suff und im Kater
Die Wahrheit finden und kennen?

Trink, trink, Menschenkind, trink,
usw.

Dann suchst Du den Zweck Deines Lebens,
Suchst, wie man es wahrhaft genießt,
Und suchst in Wahrheit vergebens,
Bis Dich das Suchen verdrießt...!
Narkotikum und analeptisch?
Dagegen der *Bornstein* sich sträubet.
Er bleibt ablehnend und skeptisch,
Weil Wein nie belebt, nur betäubet!

Trink, trink, Menschenkind, trink,
usw.

Karl Bornstein.
Berliner Ärzte Korrespondenz 1928.

*

Assistenzarzt B., später Direktor einer anderen Berliner Irrenanstalt kehrt vom Besuch einer Berliner Privatanstalt, in die damals städtische Kranke ausgegeben waren, zurück....

Er erzählt von dem Kranken X. »Er hatte bei uns schon starken Größenwahn, meinte, er sei der liebe Gott. Aber jetzt glaubt er, er sei Moeli selbst.« Br.

*

Im fröhlichen Kasino zu W. hieß es zu früheren Zeiten: »Die schönste Zeit unseres Lebens kommt noch zwischen erstem und zweitem Schlaganfall. Nach dem zweiten ist es nicht mehr so hübsch.« *Br.*

*

Wer wird Irrenarzt?

»Wer geht denn überhaupt als Arzt in eine Irrenanstalt?«, so äußerte sich mehr im Scherz als im Ernst einmal mir gegenüber ein älterer Kollege, Kassenlöwe — Staatskrippenverächter, der er war, »solche Äskulapjünger lassen sich in drei Kategorien unterbringen. Die erste Kategorie ist die der Kreisarztexamenanwärter, welche fürchten, sie bestehen die Sonderprüfung in der Psychiatrie nicht, wenn sie nicht vorher diese Fachweisheit an erster Quelle sich einverleibt haben. Die zweite bilden die körperlich Insuffizienten, die, zum Rheumatismus disponiert, mit einem Herzfehler behaftet, den Anstrengungen der Landpraxis, vielleicht auch nicht einmal der Stadtpraxis, gewachsen sind und sich in der Anstalt einen bequemen Bureaudienst erhoffen möchten. Die dritten sind die geistig Insuffizienten, die aus Instinkt rechtzeitig eine Anstalt aufsuchen, weil sie dort weniger auffallen, und diese letzten, glauben Sie mir, das werden nachher die — Anstaltsdirektoren!«

(Aus »Werner Heinz, Tagebuch eines alten Irrenarztes«. Leipzig 1928.

*

Im Anfang der 90er Jahre bat einmal der Direktor einer Irrenanstalt eine andere Anstalt um Einsendung der Krankengeschichte eines gewissen X., der etwa vor dreißig Jahren dort gewesen wäre und nun wieder in seiner Anstalt sei. Zunächst fand sich die Krankengeschichte nicht. Als auf Drängen des Direktors genauer nachgeforscht wurde, fand sie sich in alten weggelegten Akten vor. Der Direktor hatte in seinem zweiten Schreiben darauf hingewiesen, daß sie da sein müsse, da er sie als junger Assistent selbst geführt habe, und er machte die Sache wegen notwendiger Begutachtung sehr eilig. Als wir die Krankengeschichte einsahen, fanden wir den vorgedruckten Kopf sorgfältig ausgefüllt, sonst aber weder Anamnese noch irgendeine Eintragung außer folgender auf der zweiten Seite: »17. IX. Steht im Verdachte, einen Cactus in den Hosen zu haben.«

Wir haben die Krankengeschichte mit Eilboten dem Herrn Direktor als hübsche Jugenderinnerung zugesandt.

Insel 1927.

*

Als unlängst bei der Konferenz die Rede auf den Herrn Professor *Minor* (Rußland) kam, stieß mich ein junger Kollege, der doch auch mal etwas sagen wollte, an und fragte: »Ist das der, der Chorea entdeckt hat?«

Ich war so boshaft zu antworten, daß er nur ein Sohn von diesem sei.

Insel 1927.

*

Aus: „Der Struwwelpeter“.

Dem Stande der modernen Psychiatrie angepaßt durch *Hans Strauß*, Frankfurt a. M.

Sieh einmal, hier steht er,
Pfui, der Struwwelpeter.
An den Händen beiden
Ließ er sich nicht schneiden
Seine Nägel fast ein Jahr,
Kämmen ließ er nicht sein Haar:
Pfui, ruft da ein jeder:
Garst'ger Struwwelpeter!

Pfui, so rief man früher mal,
Heut gibt's das auf keinen Fall.
Heute weiß nach *Kraepelin*
Der Student der Medizin,
Daß er hebephren verblödet,
Daß die fünfte Schicht verödet.
Niemand wird ihn drum mehr schelten,
Böses ihm gar bös vergelten.

Struwwelpeter wird geheilt,
Wenn er in der Klinik weilt.
Und ihr fragt mich nach dem »Wie?«:
Ei, mit Arbeitstherapie.

*

Die Geschichte vom Daumenlutscher.

Konrad, sprach die Frau Mama
Ich geh' aus und du bleibst da.
Sei hübsch ordentlich und fromm
Bis nach Haus ich wiederkomm'.
Und vor allem, Konrad, hör:
Lutsche nicht am Daumen mehr!
Denn der Schneider mit der Scher'
Kommt sonst ganz geschwind daher,
Und die Daumen schneidet er
Ab, als ob Papier es wär.

Meine Herr'n, ich muß schon sagen:
Seltsam find ich dies Betragen.
Adler ist und *Freud* vergessen,
Einfach wird dem Kind gedroht.
War die Frau denn ganz besessen,
Noch zu steigern Seelennot?
Soviel ist doch jedem klar,
Daß ihr Weg nicht richtig war.

Aber traurig ich gesteh',
Klar ich in der Sach' nicht seh'.
Wenn der Fall war psychogen,
Mocht's mit Analyse gehn.
Bleuler mag das etwa meinen,
Doch mir will's nicht richtig scheinen.
Eigentlich doch stereotyp
Konrads böses Laster blieb.

Darum mein' ich: Destruktiv,
Etwas im Gehirn verlief.
Der Prozeß hat, das ist klar
Und nach Kleist ganz offenbar,
Das Putamen hier lädiert,
So das Lutschen beigeführt.
Da Nystagmus noch im Spiel
Und der Speichel lief sehr viel,
Mußt man Grippeserum geben,
So die Leidenschaft beheben.

Wichtig ist zu jeder Stund'
Der neurologische Befund!

*

Die Geschichte vom Zappelphilipp.

Ob der Philipp heute still
Wohl bei Tische sitzen will.
Also sprach in ernstem Ton
Der Papa zu seinem Sohn,
Und die Mutter blickte stumm
Auf dem ganzen Tisch herum.
Doch der Philipp hörte nicht,
Was zu ihm der Vater spricht.
Er gaukelt
und schaukelt,
Er trappelt
Und zappelt
Auf dem Stuhle hin und her.
»Philipp, das mißfällt mir sehr!«

Hilflos das der Vater sagt,
Der von seinem Kind geplagt.

Keine Hilfe war dem Armen,
Ist das denn nicht zum Erbarmen?
Mangelhaft in vieler Richtung
War damals die Jugendsichtung.
Heute mißt man ihm den Bauch
Und des Körpers Länge auch,
Konstatiert mit viel Bemühung
Diesbezügliche Beziehung.
Doch davon ganz abgesehen,
Lehrt uns *Hahn* das Kind verstehen.
Diese große Zappligkeit,
Die der Lehrer Herzeleid,
Die die Eltern täglich plagt,
Die das Kind unleidlich macht,
Ist, wie man jetzt weiß notorisch,
Ausgemacht psychomotorisch.
Wieder des Striatums Macht
Wird hier klar ans Licht gebracht.
Was uns stört an diesem Kinde,
Das ist nicht des Hirnes Rinde.
Diese funktioniert brillant,
Das hat man schon lang erkannt.
Doch begehre nicht zu schauen,
Was die Kerne tun, die grauen.
Da unten nämlich ist's fürchterlich.
Und Koordina- und Regulation
Sind gestürzt von ihrem Thron.
Drum ist es dicht bei Chorea,
Was man bei diesem Kinde sah.
Das alles man dem Vater sagt.
Wie weit hat man es doch gebracht!

*

Bis Ende des vorigen Jahrhunderts galt der Satz *Roses* zu recht: »Die Trepanation ist dann indiziert, wenn der Chirurg den Kopf verloren hat.«

Nonne, Archiv f. Psych. 1926.

*

Die Neurologie und die Psychiatrie sind keine feindlichen Brüder, sondern eifersüchtige Schwestern.

Wagner-Jauregg.

*

In der oft sich wiederholenden Laienunterhaltung über die Ausdehnung der Psychopathie in der Bevölkerung wird ein anwesender, aber schweigender Anstaltsdirektor gefragt, wen er denn als völlig geistesgesund erachte: »Nur diejenigen, die ich als geheilt entlassen habe.« *B.*

*

Nach dem Kriege trifft der Herausgeber dieser Sammlung zwei andere Berliner Psychiater, und es stellt sich im Gespräch mit dem ersten rasch heraus, daß wir über bombensichere Etappenorte nicht hinausgekommen sind. Auf unsere fragenden Blicke nimmt der dritte Kollege das Wort: »Ich habe die ganze Zeit im Osten gestanden — in Berlin-Lichtenberg — Anstalt Herzberge.« *B.*

* *
*

III.

Freud und sonstiges aus der Psychotherapie.

Anna und Tobias.

Tobias lebte mit Anna zusammen in einem schönen Mietshaus in den äußern Teilen der Stadt, in der sog. Beletage. Er hatte ein rundes Bäuchlein und trug ein bestricktes Samtmützchen, sie hatte keine Kinder und setzte zu Hause immer eine weiße Spitzenhaube auf, beide zusammen hatten eine kleine Rente und sie verstanden sich gut.

Und dies immer besser, je älter sie wurden. Je mehr der Jährlein verflossen, desto mehr wuchs die gegenseitige Harmonie und Gemütlichkeit, Anna lernte täglich die wachsende Herzensgüte des guten Eheherrn kennen und Tobias ließ sich immer mehr von der milden Regierung seiner sanften Gattin leiten und lenken.

Wie war es nun ganz anders geworden als früher? Tobias ging doch kaum mehr des Abends aus, sondern er setzte sich in den schönen breiten Lehnstuhl hin und vergaß die Pfeife anzuzünden, nur um die schönen Gardinen nicht mehr anzuräuchern. Las er ihr jetzt doch immer aus der Zeitung vor, wenn sie Strümpfe stopfte und freute sich am Feuilleton, mit den schönen langen Geschichten und wenn's traurig war, mußte er anfangen zu weinen und wenn es lustig war, mußten beide lang, lang miteinander lachen.

Doch eines schönes Tages mußte sich Anna wieder einmal ärgern, denn Tobias kam vom Markte heim, schleppte mühsam die große Markttasche daher und war ganz rot und schweißgebadet vor Anstrengung. Er hatte ein ganzes Kilo Schnittlauch gekauft und 4 Kilo Rindfleisch mit 30 Stück Markknochen und 20 Schachteln Schuhwichse und 25 Pfund Spargel. Anna schlug die Hände über dem Kopfe zusammen, nun mußten sie ja 14 Tage Siedfleisch und Spargel essen.

Tobias aber sagte: »Nein, nein l—liebe Anna, die sind f—für heute Mittag. Ich habe ja so gerne Spargel und habe noch v—viele, v—viele gekauft. Die Marktfrau wird mittags v—vorf—f—fahren und noch 5 Körbe voll bringen.« Er lachte voll Freude, daß ihm die Tränen über die hängenden Bäcklein liefen.

Doch kaum hatte der grau gewordene Schnurrbart die ersten derselben aufgefangen, schlug Anna nochmals die Hände über der weißen Spitzenhaube zusammen, mit heftigem Ruck zog sie den erschrockenen Tobias mit samt dem Spargel von der Vortreppe in den Hausgang, verriegelte schnell die Türen, rief voll Verzweiflung, »aber Tobias, wie bist du ausgegangen, du hast ja nirgends zugemacht« und er mußte gleich ins Schlafzimmer und durfte erst wieder heraus, nachdem Anna ihn gründlich angesehen.

Nun sah sie erst, daß er so schwampelig lief, und es kam ihr in den Sinn, wie er so vergeßlich geworden war, und sie wurde besorgt und ängstlich um den guten Tobias, und es tat ihr leid, daß sie ihn vorhin so angefahren hatte. Und da Tobias auch von Zeit zu Zeit über Nervenkopfweh klagte, nahm sie ihn am Nachmittag an den Arm, ließ ihn behutsam ins Tram steigen und fuhr mit ihm zum Doktor.

Sie gingen zu einem, der für Nerven war und in einer feinen Villa wohnte, mitten in einem Garten, wo ein Diener die Türe aufmachte und wo es gewiß recht viel kosten mußte. Sie warteten lange im Empfangsraum; eine feine Tapete verkleidete die Wand, der heilige Chrysostomus war unter einem fruchtbehangenen Baum und vielen Tauben in einem goldenen Rahmen gemalt und rings herum Säbel und Spieße aus der Mongolei und den Fidji-Inseln. Man sah einen Schädel in einem Glaskasten und an der Wand die Austrittsstellen der Nerven auf großen Tafeln aufgezeichnet.

Jede Stunde ungefähr öffnete sich einmal die Türe ins Sprechzimmer und es kam einer heraus und ging wieder einer hinein. Nach 6 Stunden kamen auch Anna und Tobias an die Reihe, und sie wurden vom Doktor für die Nerven des freundlichsten empfangen.

Anna berichtete nun, wie es war und warum sie gerade zu einem Nervendoktor gekommen wäre und sagte dieser gleich: »Sie hatten vollkommen recht, gerade mich aufzusuchen, denn der Fall ist durchaus psychologisch aufzufassen.«

Da wurde Tobias plötzlich unruhig, man sah, er war nahe daran, daß er weinen wollte, es war gerade so, wenn kleine Kinder »äh, äh« machen.

Da klingelte der Herr Doktor, er sagte dem eintretenden Fräulein: »bitte zeigen Sie dem Herrn« und während Tobias draußen war, sagte er zu Frau Anna mit feinem Lächeln: »sehen Sie, gnädige Frau, den Ausdruck der infantilen Einstellung? Ihr Herr Gemahl hat Widerstände gegen gewisse Erscheinungen des Lebens, er verdrängt und sublimiert und flüchtet sich in die Kindheit zurück. Es wird recht viel zielbewußter Arbeit bedürfen...«

In diesem Moment kam Tobias wieder herein, Anna wurde aber krebsrot, sprang auf ihren Mann zu und drehte ihn schnellstens in eine Ecke und wollte ihm behilflich sein, verschiedenes in Ordnung zu bringen.

Der Nervenarzt aber sagte lächelnd: »Sehen Sie, gnädige Frau, wieder einen neuen Beweis für meine vorherige Behauptung!« Muß man nicht auch kleinen Kindern behilflich sein? Hier hat sich des deutlichsten der sog. Mutterkomplex geoffenbart. Schon vorhin habe ich bemerkt, wie Ihr Gemahl auch einen etwas schwankenden Gang hat. Sehen Sie, das sind noch die unsicheren Bewegungen der kleinen Kinder. Etwas älter ist das Symptom der recht deutlich ausgesprochen unreinen Sprache, ebenso gehört das mangelnde Verständnis für Dinge, die wir eben verhandeln, in diese Stufe der Regression. Wenn gnädige Frau belieben herzusehen, so werden Sie hier an den Augen die Ungleichheit der Pupillen finden. Sie sehen, wie eine etwa kleiner ist wie die andere, und der Kundige sieht sofort, daß sie sich gar nicht mehr bewegen, oder wie es in unserer Kunstsprache heißt, sie reagieren nicht mehr.

»Sehen Sie, verehrte Frau, das ist das tiefste Stadium der Regression, das wir kennen, es entspricht der Stufe der Kindheit, wo man noch nicht die Herrschaft über seine beiden Augen erreicht hat. Das sind alles Entdeckungen und Erkenntnisse der jüngsten Zeit, und das ist bahnbrechendes Wissen, das nun endgültig mit all den alten sog. organischen Theorien der älteren Schulen brechen und aufräumen wird. Gerade wir Nervenärzte in der Schweiz können uns rühmen, auf diesen Gebieten der Erkenntnismedizin das meiste herausgefunden zu haben, das erkennen nun allmählich auch die bornierten deutschen Professoren.«

»Um nun auf Ihren Mann zurückzukommen, so war es wirklich höchste Zeit, daß Sie zu mir kamen. Ich werde versuchen und es wird auch gelingen, ihn wieder zu progredieren und zu krystallisieren. Es wird natürlich eine sehr sehr lange Behandlung nötig werden, denn Sie sehen ja selber, wie kindisch er schon geworden ist. Es heißt da, ihn vollständig von vorne wieder aufziehen.

»Daß er so viele Spargel gekauft hat, ist beinebens bemerkt ein wundervolles Symbol und die letzte Äußerung seines männlichen Protestes, lassen Sie ihn darin nur gewähren; ich würde aber doch zur Vorsicht die Spargel in reichlich viel Milch kochen und ihm dazu Grießpappe geben, um so auch seinen Mutterkomplexen immer noch etwas Unterstützung und Nahrung zufließen zu lassen, denn eine allzu einseitige Äußerung nur einer solchen Komplexgruppe, könnte ihm auf die Dauer doch schaden.«

Jetzt erhob sich der Herr Doktor, verabschiedete sich und sagte, Anna möchte für das übrige mit dem Fräulein die Verabredung treffen. Anna nahm schnell ein Notizbüchlein heraus und notierte: »Spargel, Milch und Grießpappe«, so viel hatte sie verstanden, sollte sie dem Tobias geben und sie verzieh ihm nochmals, daß er so viele davon gekauft hatte.

Sie weckte ihn nun, und ging mit ihm hinaus. Im Vorzimmer vereinbarte sie mit dem Fräulein bis auf weiteres Montag, Mittwoch und Donnerstag von 10—11 Uhr, Dienstag, Freitag und Samstag von 3—4 Uhr in die Sprechstunde zu kommen. Sollte es sich bessern, würde man dann Dienstag und Freitag in einigen Wochen weglassen. *Philipp.*

*

Armène.

Eine Geschichte für Ärzte, Psychiater, Psychologen und Liebhaber.

Armène war ernstlich krank, das stand außer allem Zweifel, und daß es in den Nerven lag, war noch unzweifelhafter als ersteres. Darum reiste Armène an den See, wo die besten Sanatorien lagen und jene Kolonie berühmter Nervenärzte hauste, von deren neuesten Methoden die ganze Welt sprach. Armène konnte schließlich beim berühmten Arzt in der Villa am See in der Sprechstunde erscheinen.

Sie berichtete alles, vom ersten Tage ihrer Erinnerung an hinauf bis in die jüngste Vergangenheit, von ihren alltäglichen äußern Lebensgewohnheiten und von den seltensten Regungen des Herzens. Sie ging drei Monate fünfmal die Woche regelmäßig in die Sprechstunde, in die Villa am See, und schließlich hatte sie alles, auch das kleinste Vorkommnis aus ihrem krankheitsreichen Leben erzählt. Da schaute der berühmte Arzt in der Villa am See zum Schlusse der sechzigsten Sitzung bedeutungsvoll durch das obere Drittel seiner großen goldumränderten Brillengläser, geleitete Armène zur Treppe und sprach: »Was Sie bis jetzt berichteten, das waren so die äußern Erlebnisse. Nun werden wir in die Tiefen Ihres Seelenlebens steigen.«

Und Armène erschien weiter pünktlich jede Woche fünfmal beim berühmten Arzt in der Villa am See.

Nun träumte sie jede Nacht, so gut sie konnte, und anknüpfend an ihre Erzählungen sah sie unter der Leitung des berühmten Arztes in der Villa am See sich ihr unbewußtes Seelenleben wie ein Buch Blatt um Blatt eröffnen. Sie lernte die hohen und tiefen Zusammenhänge zwischen dem Leben des einzelnen mit dem Leben der primitiven Völker kennen; sie sah, wie sich alles auf die einfachsten und natürlichsten Triebe zurückführen ließ und lernte die zartesten Regungen ihrer Seele als vergleichbar setzen den archaischen Äußerungen längst vergangener, unbekannter Völker — — ein wunderbares Widerspiel, ein ewig neues Analogon zu dem, was durch Jahrtausende hindurch in Religion und Mythos sich kundgetan.

So stieg Armène hinauf, immer weiter bis zum Beginn ihres Lebens und am Schluß des zweiten Jahres der Behandlung lag ihr das erste Strampeln, das sie in den Armen der besorgten Hebamme getan, als Abwehr vor dem neugierigen Vaterblick klar vor Augen, — gleichwie im Mythos einst die altpersische Mondgöttin Dreufa den Sonnengott zum Tempel hatte hinauswerfen lassen, als er eines Morgens zur Unzeit durchs Schlüsselloch in ihr Toilettenzimmer gucken wollte.

Da schaute der berühmte Arzt der Villa am See am Schlusse dieser erkenntnisreichen Sitzung Armène wieder durch das obere Drittel seiner großen goldumränderten Brillengläser an, geleitete sie bis zur Treppe und sprach: »Nun haben wir die äußern Regungen Ihres Unbewußten kennen gelernt, nun werden wir in das Unbewußte Ihres primitiven, Ihres Urlebens einzudringen versuchen.«

Und Armène ging regelmäßig fünfmal die Woche zum berühmten Arzt der Villa am See.

Am Schlusse weiterer zwei Jahre ward ihr alles klar bis hinab auf die Empfindungen, die ihre Wanderung durch die Mütterliche Eitube begleitet hatten. Es ergab sich eine wundervolle Parallele zu den Reisebeschreibungen des Gnuilkir, des großen und herrlichen Dichters und Philosophen, der bekanntlich zur Zeit lebte, da in der Antarktis die Mammutochsen Spargelkraut fraßen und der im 95. Gesang des CXVIII. Heldenepos seine damalige Ferienreise von Tahiti nach Honululu über die nunmehr verschwundenen Zwischenweltteile beschrieb.

Der berühmte Arzt in der Villa am See war entzückt, denn es war noch nie gelungen, so tief in das Seelenleben einer Patientin einzudringen und eine Parallele mit Gnuilkir zu finden, die er zwar längstens vermutet, aber nie beweisbar gefunden hatte. Er schaute wieder durch das obere Drittel seiner großen goldumränderten Brillengläser und wollte Armène zur Treppe geleiten.

Doch Armène nahm sich ein Herz und sagte, ihre Schmerzen wären heute auch wieder gar heftig. Da erstaunte der berühmte Arzt in der Villa am See, daß Armène Schmerzen hätte. Sie versicherte aber, es wären dieselben, um deren Behandlung sie vor vier Jahren und drei Monaten die weite Reise hierher unternommen hätte und bei ihm in Kur getreten wäre. Darüber wunderte sich der berühmte Arzt in der Villa am See noch mehr und ward fast böse. Da sehe man, sagte er, daß sie ja gar keine Übertragung habe, nichts sublimiert, nichts konvertiert und, wie man überhaupt sehe, auch nichts verstanden hätte. Wo sie denn überhaupt Schmerzen habe? — Armène zeigte, wo es war. Natürlich sagte darauf der berühmte Arzt in der Villa am See und schaute diesmal über den oberen Rand seiner großen, goldumränderten Brillengläser, — — habe er es doch schon lange gedacht, daß sie ihm irgendwo einen Widerstand entgegensetzte. Bei solchem Befund sei die Analyse selbstverständlich abzubrechen. Hier wäre sie natürlich völlig zwecklos, das sei klar.

»Sie haben ein minderwertiges Organ, gnädiges Fräulein, und daß ich mich mit solchen Kranken prinzipiell nicht abgebe, hätten Sie schon von vornherein wissen sollen. Meine Frau hingegen wird Sie gerne zur Analyse aufnehmen. Sie werden dort begreiflicherweise wieder von vorne anfangen müssen und wenn Sie dann, am Ende angelangt, auch dort keinen Erfolg sehen, ja, dann rate ich Ihnen freilich, sich einmal von einem gewöhnlichen Arzt in der Stadt gründlich untersuchen zu lassen. Vielleicht fehlt Ihnen am Ende wirklich etwas, eventuell ist es überhaupt gar organisch!«

Armène ging. Die Jahresrechnung von 8000 Frs. zahlte sie per Scheck. Dann besann sie sich lange, — — und fuhr auf den Bahnhof, löste sich ein Billet nach Hause, — — und hatte mit den Nerven — — nie mehr etwas zu tun.

Philipp.

*

Am Schluß des »Status« wird eine Psychopathin, ihres Zeichens Dienstmädchen, aufgefordert, etwas niederzuschreiben, zwecks Fixierung einer Schriftprobe. Sie ziert sich nicht lange und schreibt:

»Wer nie sein Brot mit Tränen aß,
Wer nie die kummervollen Nächte
Auf seinem Bette ganz alleine saß,
Der kennt Euch nicht
Ihr himmlischen Gemächte!«

Die Medizinische Welt 1927.

*

Lob der Psychoanalyse.

Mir war mein Leben karg und arg verschandelt!
Da kam ein Psychoanalytiker gewandelt —:
Der hat mich emsig-liebevoll behandelt,
Und zwar mit ganz bedeutendem Gewinn!
Nun fühl ich alle Kräfte neu sich regen!
Und nahm er mir dafür auch mein Vermögen,
So blieb mir doch ein unschätzbarer Segen —:
Ich weiß nun endlich — endlich, wer ich bin!
— — —: ein stark neurotisch-hypersensitiver,
hystero-hypochondrisch-depressiver,
ekstatisch-vulnerabler Psychopath!
Ein instabiler, delirant — versackter,
sexuell gehemmter, ethisch nicht intakter,
leicht schizophrener Misanthrop-Charakter!
— — — Es ist doch schön, wenn man mal Klarheit hat — — —

Benedikt (Simplizissimus).

*

Eine empfindsame, zum Querulieren neigende Epileptische hängt sehr an ihren Eltern. Wenn diese nicht zu Besuch kommen, so schicken sie ihrer Tochter ein kleines Paket mit Liebesgaben und legen frankierte mit Adresse versehene Postkarten bei, auf denen als Anfangssatz vorgeschrieben steht: »Liebe Eltern! Mir geht es vorzüglich . . .« *K.*

*

Einem Prager Großfabrikanten, im Nebenberuf Mäcen und Schriftsteller, hatte es *Alfred Adlers* »Überkompensationstheorie« angetan, dieses System, das alle neurotischen Zustände der Menschen auf ihre eingebildete Minderwertigkeit zurückführt.

Er schrieb ein umfassendes Buch und las es im Manuskript seinen Freunden vor.

Man beriet über den Titel.

Der Essayist Willy H. schlug vor: »Die Leiden des jungen Minderwerthers.« 26. 5. 25 (Berl. Tageblatt).

* *
*

IV.

Rund um die Rente.

Das Lied von der neuen Krankheit.

Es fiel dem Maurer Taubenkropf
Hoch oben von dem Dache
Ein alter Backstein auf den Kopf
Nicht schlimm war diese Sache.

Die Wunde heilt! Die Naht gelingt
Bei prächtigster Narkose:
Ein Unfall war's! Von weitem winkt
Traumatische Neurose.

Wozu ward denn von — *Oppenheim*
Das große Buch geschrieben?! —
Den er gelegt, der kleine Keim
Ist fruchtlos nicht geblieben:
Es brummt der Kopf, gleich stellt sich ein
Die rechte Diagnose: —
Das ist, es kann kein Zweifel sein,
Traumatische Neurose.

Herr Taubenkropf hofft jede Stund,
Sein Leiden werd' vertrieben;
Der negative Kopfbefund
Ward xmal schon beschrieben:
Nach dreizehn Kassenwochen schwand
Die Zeit, die sorgenlose —
In süßem Nichtstun da entstand
Traumatische Neurose.

Hilf mir, Berufsgenossenschaft
Und Schiedsgericht, zum Rechte,
Gib, Reichsversicherungsamt, mir Kraft,
Daß siegreich ich's verfechte!
Selbst der Professor mir's nicht glaubt: —
Darob ich mich erbose —
Drum sitzt mir fest im Hinterhaupt
Traumatische Neurose.

Wie leicht kommt man zu einem Stich,
Sitzt man beim Weine länger:
Die Stimmung bald verändert sich,
Das Sehfeld wird viel enger;
Man schwankt und selbst der Kniereflex
Fehlt trotz der dünnsten Hose;
Den Zecher packt die böse Hex:
Traumatische Neurose.

Trifft selbst uns Ärzte dies Geschick
Ein echt — »soziales Elend«,
Sei heute klar des Zechers Blick,
Nicht hypochondrisch quälend: —
Die Becher füllt, — der Freude gilt —
Wie's auch im Kopfe tose, —
Ein Trunk noch — eh dem Hirn entquillt
Traumatische Neurose.

Aus »Jubiläums Ausgabe«, Psychiatrische Wochenschrift, Karlsruhe, 11. 9. 1893.
Festschrift der Jahresversammlung des südwestdeutschen psychiatrischen Vereins.

⁂

Wie leicht unsere neurologische Untersuchung mit Nadel, Stimmgabel und Reflexhammer besonders von Rentenneurotikern verkannt wird, geht aus folgender Beschwerdeschrift hervor:

»Den mich untersuchenden Amtsarzt ästimiere ich für einen Viechdoktor. Erst stach er mich mit einer Nadel, dann bearbeitete er meinen Kopf mit einer stählernen Klinge und zuletzt schlug er gar mit einem Hammer auf mich ein.«

Insel 1927.

*

Herr Dr. M. meint, daß mein Leiden schon vor dem Unfall bestanden hätte. Wenn ich bei dem Unfall zu Tode gekommen wäre, hätte er wahrscheinlich angenommen, daß ich bereits vor dem Unfall tot gewesen wäre . *H.*

*

Aus der Praxis.

»Ja, Frau Peschke, Ihr Mann wird wahrscheinlich nie mehr arbeitsfähig werden.«

»Na, das wer' ich ihm man jleich berichten, det heitert ihm wieder'n bißken auf.«

(»Answers«). Groß-Berliner Ärzteblatt 21. 1. 1928.

*

Wahres Geschichtchen.

Bei meiner versorgungsärztlichen Gutachtertätigkeit hatte ich vor kurzem ein gelungenes kleines Erlebnis. Ein Kriegsdienstbeschädigter, der Antrag auf Vollrente gestellt hatte, erklärte mir mit naiver Wichtigkeit: »Wenn ich keine hundert Prozent bekomme, Herr Doktor, dann weiß ich wirklich nicht, wer sie bekommen soll. Bei mir liegt nicht nur ein Ulcus am Magenausgang vor, sondern auch eine schwere Aggravation!« Und dabei überreichte er mir voll Stolz ein ärztliches Zeugnis, worin ich seine Aussage bestätigt fand.

K. H. Groß (Die Insel 1927).

*

Aus einer Berufungsschrift.

»Mit Ihrem Rentenbescheid vom soundsovielten, nach welchem ich nur ein nervöses Magenleiden haben soll, gebe ich mich nicht zufrieden. Ich nehme vielmehr einen Magenkrebs für mich in Anspruch und schließe es daraus, daß meine Winde ebenso riechen, wie die meiner seeligen Tante, welche ebenfalls an Magenkrebs gelitten hat.«

Utis (Insel 1927).

*

Aus ärztlichen Attesten.

»Fräulein N. N. leidet an schwerer Blutarmut, welche in idealer Konkurrenz mit einem Lungenspitzenkatarrh verläuft.«

»Linksseitige Neurasthenie.«

»X. leidet an Paradentose, die offenbar auf psychogener Grundlage beruht.«

»Neuerkrankt trotz rücksichtsloser Schonung.« *E.*

*

Aus dem Dringlichkeitszeugnis eines Landarztes zur eiligen Überweisung eines Kranken in die Anstalt: »... Der Kranke hat einen eingezogenen Leib, er ist deshalb geisteskrank und gemeingefährlich und bedarf der sofortigen Aufnahme in die Heilanstalt.« *Kl.*

* *
*

V.

Metaluisches.

Das alte Dorf, das jeder kannte,
Und das man früher Dalldorf nannte,
Führt jetzt nach manchem neuen Bau
Den schönen Namen Wittenau.
Hier war es, wo mir die Gedanken,
Als sie begannen zu erkranken,
Gesundung, Heilung fanden da
Durch's Wunder der Malaria.
Nicht um die Zeit mit zu vertreiben
Will ich des Tages Lauf beschreiben,
Wie er mir damals ist erschienen,
Wie plötzlich meine Jammermienen
Das frohe Lachen wiederfanden,
Nachdem die Spirochaeten schwanden.
Eh' Du Dein Bett noch kannst erreichen,
Ertönt das Doppelklingelzeichen
Und gibt dem ganzen Hause Kunde:
Herr Doktor *Schulze* macht die Runde;
Doch eh' man sich da noch versah,
Steht er mit seinem Stabe da.
Er plaudert da vor jedem Bette
Ganz ohne Hofesetiquette,
Und Lächeln kräuselt seine Stirne,
Wenn einer mit 'ner weichen Birne
Sich Fürst nennt und erklärt dabei,
Sein Vater sei Herr Wilhelm II.
Nachdem zu Ende die Visite

Geht raus man in die Maienblüte;
Man spielt auch Karten, — wie's gefällt,
Natürlich alles ohne Geld.
Vom Korridor ertönt es klar:
»Heut gibt es Sekt und Caviar!«
Gar bald bemerkst Du selbst es besser,
Denn es gibt Gabel nicht und Messer;
Man könnte sonst, wenn man wird böse,
Sich damit pieken in die Neese.
Drum iß mit Löffel heut Dein Futter
Und denk, es sei ein Huhn in Butter.
Nachmittags kommt man Dich besuchen,
Man schenkt Dir Obst, man schenkt Dir Kuchen,
Und der Herr Nachbar nebenbei
Bekommt sein weichgekochtes Ei.
Drum Wandrer, der Du kehrst von Sparta,
Genesung völlig Deiner harrt da
In Wittenau. Hast Du die Lues,
So eile hin, ich bitt' Dich, tu es;
Und gehst geheilt Du aus den Toren,
So fühlst Du Dich wie neugeboren.

(Dalldorf), Gedicht eines remittierten Paralytikers.

*

Im D-Zug nach Wien. 2 Herren unterhalten sich. Von der Malaria, im allgemeinen, daß sie eine schwere Krankheit sei usw. Ein dicker Herr wird aufmerksam: »Ach verzeihen Sie, haben Sie selbst Malaria durchgemacht?« ... »Ja!« ... »Und hat's denn bei Ihnen geholfen? ...« *Po.*

* *

*

VI.

Forensisches.

Stoßseufzer der Kriminellen:

»Mein Gott, himmlischer Vater,
Erhalt' uns die Psychiater!«

*

Der Psychopath.

»Reize mir nich, Willem, sonst verfall' ick in mein' jerichtlich jenehmigten Dämmazustand, und dann haue ick dir 'n paar in die Fresse!« Simpl. 1913/14.

*

Aus Mönkemöller:

Geisteskrankheit und Geistesschwäche in Satire, Sprichwort und Humor.

1. »Sind Sie vielleicht mal vom Gerüst gestürzt oder sonst auf den Kopf gefallen?« »Ne.« »Das ist schade, da könnte ich Sie nämlich als geistig minderwertig hinstellen.«

2. ... Daß die Trunksucht einen bestimmten Grad erreicht haben muß, um den Schuldigen der Strafe zu entziehen, ist allbekannt: »Auf die Erklärung des Angeklagten, er sei betrunken, konnte keine Rücksicht genommen werden, da derselbe nicht so betrunken war, wie das Gesetz es vorschreibt.« Also verhaute sich der weise Richter — Richter sind immer weise — und dem sachverständigen Oberamtsarzte erging es nicht besser in seinem Gutachten: »Die Rosa Müller ist in hohem Maße blödsinnig, man sieht das aus ihren Antworten und aus den an sie gestellten Fragen.«

3. ...»Es gehört oft ein vorzügliches Gedächtnis dazu, um im richtigen Augenblicke keins zu haben.«

* * *

VII.

Aus Briefen.

Rietowo, den 29. 12. 1924.

Seine Hochwohllieblichkeit!

Ich, der Vater vom Sohn Abraham Palukst, der unter Seiner geschätzten Aufsicht im Nervenheilanstalt gewesen ist, — laut der Mitteilung von seinem Freund Jakob Steinhard, wendet sich an Seiner Güttigkeit, mir gefälligst eine Ausstellung eines Berichtes über den Gesundheitszustand meines Sohnes einzusenden.

P.

*

Sehr geehrter Herr Doktor!

»Ich hatte mir erlaubt, Sie auf eine Eigenart meiner Schwester aufmerksam zu machen und zwar in bezug auf die Tatsache, daß sie sich wöchentlich wohl mehrere Male das Haar färben läßt, was der Kopfhaut und damit den Nerven — soweit ich es mir vorstellen kann, schädlich sein könnte. Wenn das Färben nun wohl nicht direkt der Grund für die Krankheit sein wird, so möchte ich Sie auf etwas aufmerksam machen. Es handelt sich um ihre Haarfrisur, die sie Tag und Nacht sorgfältig schützt, da sie ja nicht in der Lage ist, sich das Haar täglich neu zu ordnen. Meine Schwester hat seit einigen Jahren die Angewohnheit den Kopf immer steif zu halten, da sie sonst fürchtet, daß sich ihre Frisur mit der Haarunterlage verschieben würde. Diese Sorge um ihr Haar hat sie nun ständig Tag und Nacht und ständig ist sie auch darauf bedacht, den Hals steif zu halten, damit sich ihr Haar nicht verschiebt. Um meiner Schwester nun diese ewige Sorge um ihr Haar zu nehmen, würde ich es sehr angebracht halten, wenn sie sich das Haar kurz schneiden ließe, was ja heute modern ist.«

(Es handelte sich um eine Paralysis agitans!) *P.*

*

An das

Psychotherapeutische Ambulatorium.

Ich kenne Ihre vollständige Adresse nicht. Ich leide, wie mir scheint, verhältnismäßig stark an Fehlhandlungen. Ich bin 18 Jahre alt und ohne nennenswerte körperliche und seelische Defekte. Plötzlich kam mir der Gedanke, einmal an Sie zu schreiben, ob Sie mir einen einfachen, billigen Weg zur Bekämpfung dieser Dispositionen angeben können?

Heute morgen z. B. wollte ich ein mit Wasser gefülltes Waschbecken ausschütten und ließ es fallen. Nachher sann ich nach dem Grunde, und es fiel mir ein, daß ich dabei den Gedanken hatte, das sei eigentlich gar nicht meine Arbeit, sondern Sache der Dienstboten. Da ließ ich es einfach fallen. Ich bin Radfahrer und stürzte auch öfter mit dem Rade. Weiter weiß ich im Augenblick keine Beispiele.

Ich bitte, dies vertraulich zu behandeln und danke Ihnen im voraus. *P.*

*

Beschwerde einer Patientin:

Die Oberpflegerin setzt sich glatt über den Kopf unseres verehrten Herrn Oberarztes hinweg. *Br.*

* * *

VIII.

Allerlei.

Vom Jahre 12 bis 22
Zehn Jahre lang war Martin Claus,
Der Philosophiae Doctor, wegen
Psychose in dem Irrenhaus.

Jetzt öffneten sich ihm die Tore,
Geheilt war er — o welches Glück!
Und vom Rendant aus treuen Händen
Kriegt Messer, Börse er zurück.

Vorm Tor steht er und winkt ein Auto
Aufatmend sich herbei geschwind:
»Zum Bahnhof wünsch' ich!« Und schon saust der
Mercedeswagen wie der Wind.

»Hier ist der Bahnhof!« »Gut. Der Preis ist?«
»Zweihundertfünfzig Mark, mein Herr!«
Claus stutzt: »So teuer? Doch kaum möglich!«
»Nun rasch! Ich hab' zu fahr'n noch sehr!«

Die Börse jener zieht, entnimmt ihr
Vier goldne 20 Mark, wie wir
Sie damals lang' schon nicht mehr kannten:
Der Kutscher sie erspäht voll Gier.

Na, geb'n Se mal eins von den Dingern!«
Ratlos reichts ihm Doctor Claus;
So, nun bekommen Sie denn also
Vierhundertfünfzig Mark heraus!«

Entsetzt schaut jetzt ihn an der Doctor,
Zerlumpte Scheine blättert und
Zählt der Chauffeur auf; »Fahr'n zurück Sie
Mich, denn ich bin noch nicht gesund!«

Werner Heinz.

*

Als ich neulich einem auf Silbenstolpern verdächtigen Paralysekandidaten als schwieriges Wort zum Nachsprechen »Hamburg-Amerikanische-Paket-Fahrt-Aktiengesellschaft« aufgab, war dieser nicht verlegen und antwortete triumphierend: »Hapag, Herr Doktor.« Insel 1927.

*

Beim Psychiater.

Der »Voss. Zeitung« wird erzählt: Der bekannte Psychiater Prof. B. in Z. pflegt bei der Erhebung der Anamnese nach etwaigen erotischen Anomalien zu forschen. Nun spielt sich in seinem Ambulatorium folgende Szene ab. Prof. B. fragt die kranke Frau: »Haben Sie einen Schatz?« Die Frau antwortet: »Ja.« Prof. B. zu seinem Assistenzarzt: Schreiben Sie »moralisch haltlos.« Die nächste Kranke beantwortet dieselbe Frage mit: »Nein.« Darauf Prof. B.: Schreiben Sie »schizophren.«

Med. Welt 1928.

*

Der Zusammenhang pyknischer Körperkonstitution mit der zirkulären psychischen Erkrankung ist zu erläutern. Ein hypomanischer Kranker wird gebeten, sich auszukleiden. Die Anwesenheit weiblicher Studierender läßt ihn dies Ansinnen etwas befremdlich erscheinen. Er deutet auf einige Medizinerinnen mit dem Finger mit den Worten: »Ja und die Mädle da, müsset die da net weggucke?« Ich beruhige ihn, und beginne dann die Einzelheiten seines pyknischen Habitus zu demonstrieren. Mit Neugier und Verwunderung hört er mir zu. Als ich auf sein rundes Fettbäuchlein hinweise, fängt er an zu lachen und sagt: »Herr Professor, Herr Professor, wer selber im Glashaus sitzt, soll net mit Steiner schmeiße.« *G.*

*

Dialog über die spinale Kinderlähmung.

Dieses Gespräch habe ich in der Straßenbahn einer Provinzstadt gehört: »Issen das nicht schrecklich?« — »Wassen?« — »In Leibzch.« — »Wassen?« — »Mit der schbinalen Ginterlähmung.«

»Was issen da gelähmd?« — »Die Ginter.« — »Näh, ich meine, was issen bei denen gelähmd?« — »Das Schbinal.« — »Das is allerdings wirglich schregglich.« **Insel 1927.**

*

Mit einer Senildementen, die in die Anstalt aufgenommen werden soll, kommt als Begleiterin ihre auch nicht mehr junge Schwester in einer Autodroschke zur Anstalt. Die gebrechliche Patientin bleibt in der Droschke. Als die Pflegerin die Kranke abholen will und die Papiere erhalten hat, bittet sie die vor der Pförtnerloge stehende Schwester, aufs Haus mitzukommen, was diese in der Meinung, zum Stationsarzt geführt zu werden, bereitwillig tut. Sie wundert sich, daß sie in das Badezimmer geleitet wird. Als sie aber entkleidet werden soll, ruft sie energisch: »Was soll das? ich habe erst gestern gebadet und meine kranke Schwester sitzt immer noch im Auto.« *Br.*

*

Ein befreundeter Kollege aus der Stadt wollte einen Anstaltsarzt, der auf dem festen Haus Visite machte, sprechen. Als er vor der Tür wartete, frug ihn ein Kranker aus dem Fenster heraus, was er wolle. Ich möchte in dies Haus hinein, antwortet er. »Das lassen Sie lieber bleiben«, sagt ihm der Kranke, »denn, wenn Sie erst einmal hier drin sind, kommen Sie sobald nicht wieder heraus.« *H.*

*

Vor dem Arzt erscheint ein Ehepaar, im Wartezimmer in heftigen Streit darüber, wer von beiden nicht gesund sei und in die Anstalt gehöre. Die Frau überreicht schließlich ein verschlossenes ärztliches Zeugnis, in welchem zu lesen steht, der Arzt sei selber im Zweifel gewesen, wen er einweisen solle, indem beide Ehegatten einander für verrückt erklärten und damit auch nach Ansicht des Arztes nicht so ganz Unrecht hätten. Aber, da der Mann auch noch trinke, habe er sich erst einmal entschlossen, den Mann einzuweisen. Was weiter zu geschehen habe, könne man ja noch immer sehen. Nach längeren Unterhandlungen erklärte sich der Mann bereit, in der Anstalt zu bleiben, indem er angab, es sei ihm im Augenblicke alles gleich, wenn er nur nicht mit der Frau mehr in einer Wohnung zusammen sein müsse. Die Frau triumphierte, der Anstaltsarzt war geneigt zu glauben, an jeder Gescheitheit fehle es dem Manne noch nicht. *Hinnerk.*

*

Dankbare Patienten.

»Ach, Herr Doktor, ich beschwöre Sie, sagen Sie mir die volle Wahrheit, ist das nicht beginnender Wahnsinn?« endete ein Patient die Aufzählung seiner Beschwerden.

Und lächelnd konnte ihn der Nervenarzt beschwichtigen. »O nein, mein Lieber! Nur Überanstrengung, vorübergehendes Versagen der Nerven! Einige Wochen Erholung, und alles ist wieder gut.«

Für die Beratung forderte der Arzt zwanzig Mark, der Patient legte einen Hundertmarkschein hin, verbat sich das Herausgeben und verließ offensichtlich frohgemut das Sprechzimmer.

Da schaut der Arzt dem Menschen lange nach und überdachte nochmals lange den Fall. »Sollte jener Patient am Ende doch noch Recht gehabt und er als Arzt sich in der Diagnose geirrt haben??« **Das Hörrohr.**

*

Am Sonntag im Wirtshaus in Niederbayern. An einen Tisch mit behäbigen Bauern drückt sich auch noch ein »Hausierer«, ein bekannter Tagdieb. Er wird von den Bauern gehänselt, daß er zu nichts auf der Welt zu brauchen sei. Da erwidert der Lumpazius, nachdem er den von den Bauern gespendeten Maßkrug geleert hat, schmunzelnd: »So wie i bin, bin i grad recht: vernünftig genug gegen's Zuchthaus und nicht verrückt genug für's Narrenhaus«. *Kl.*

*

Differentialdiagnose.

Ein alter Gemeindediener mußte einen Irren in die Kreisirrenanstalt verbringen. Als die beiden im Aufnahmezimmer waren, begann der Kranke vor dem jungen Assistenzarzt den Alten so hartnäckig und überzeugend als den Irren hinzustellen, daß sich der Arzt nicht mehr recht zu helfen wußte, bis ihm ein langjähriger Wärter zu Hilfe kam. »Dös werd' ma gleich hab'n, Herr Doktor. Wer von euch zweien hat das Geld?« schrie er die Fremden an. Da nur der Gemeindediener diese Leistungsprüfung bestand, war die Diagnose gesichert.

Insel 1928.

*

Der Pater S. glaubt in seinem Wahnsinne, zum Kardinal gewählt zu werden; sein Ordensgeneral läßt ihn rufen und überzeugt ihn durch die triftigsten Gründe von seinem unsinnigen Wahne, worauf S. ihm einfach mit dem Dilemma antwortet: »Entweder bin ich ein Narr, oder ich bin es nicht. Bin ich es, so sind Sie verzweifelt dumm, daß sie einen Narren überreden wollen; bin ich es aber nicht, so sind Sie ein Grobian.«

Pp.

*

In der Inflationszeit wurde ein 18jähriger Bengel in die psychiatrische Klinik in Köln eingeliefert, der bis zur Bewußtlosigkeit betrunken war. Am andern Morgen spielte sich zwischen ihm und mir folgendes Gespräch ab:

A.: Sie scheinen ja wüst betrunken gewesen zu sein.

Pat.: Ach, dat war nit esu schlimm.

A.: Ist es wahr, daß Sie für sich allein 3 Flaschen Wein getrunken haben?

Pat.: N' ja. Wenn mer de ganze Woch so geschafft hat, dann muß mer sich Sonntags mal wat leisten.

A.: Meine Assistenten und ich arbeiten sehr viel mehr wie Sie mit Ihrem 8-Stundentag, wir leisten uns aber so was nicht.

Pat.: (gutmütig lächelnd) Ja, wat meinen Sie aber auch, wie wir über Sie lachen.

A.

*

Besserung.

Für die Bescheidenheit der Heilungserwartungen der früheren Psychiatrie folgende Kleinigkeit aus einer alten Krankengeschichte. Ein Paralytiker mit blühenden Größenideen nannte sich Ludwig XIV. Eines Tages konstatierte man eine Besserung. Warum? Der Patient glaubte nur noch — — — Ludwig XII. zu sein.

Insel 1928.

*

Zu einem Arzt kam eines Tages eine Dame, die dauernd redete. Der untersuchte sie und sagte: »Sie haben eine einfache Neuralgie.« — »Ah, wie interessant, nein, meine Freundinnen werden sich ja wundern, nun sagen Sie mir bloß das eine: Woher kommt diese Neuralgie?«

»Aus dem Griechischen,« sagte der Arzt und schob sie zur Tür hinaus. Insel 1928.

*

Kritik.

Der Direktor einer Irrenanstalt suchte durch Pflege künstlerischer Interessen seine Zöglinge anregend zu beschäftigen — soweit es sich natürlich um harmlose Insassen handelte. Er hatte auch mit diesen seinen Bemühungen schon hübsche Erfolge erzielt. Eine stattliche Anzahl von Ölgemälden, Aquarellen und sogar einige Plastiken gaben davon Zeugnis. Aber der Ehrgeiz des Direktors ging weiter. Auch die Außenwelt sollte Zeuge des Triumphes seiner Kranken sein, und zu diesem Zwecke setzte er sich mit einem namhaften Kunsthändler in Verbindung, der eine Sonderausstellung von den in der Irrenanstalt gefertigten künstlerischen Erzeugnissen veranstalten sollte.

Der Kunsthändler leistete der Einladung des Direktors Folge und besah sich die Kollektion mit aufrichtigem Interesse. Dann aber meinte er achselzuckend: »Wissen Sie, mein lieber Direktor, für eine Sonderausstellung möchte ich die Verantwortung nicht übernehmen. Wir leben in einer modernen Zeit und sind da ein bißchen verwöhnt worden. Es sind zwar recht brave und wirklich tüchtige Leistungen darunter, aber, wissen Sie, nicht verrückt genug!« *Egalis.*

*

Nachts um 2 Uhr wird an der Anstalt Sturm geklingelt. Der verschlafene Pförtner guckt im Nachthemd an seinem Fenster heraus und schimpft verärgert: »Sie sind wohl verrückt?« Der Kranke: »Ja — deshalb komm' ich!« *K.* in U.

*

Ein gefeierter und führender Wiener Psychiater meinte einmal, als ihm von der Einführung der Familienpflege in einem in seinen psychiatrischen Einrichtungen sonst rückständigen Staate erzählt wurde: »Das ist das Schweindl mit der Krawatte.« *St.* in W.

*

Ein Geisteskranker schreit den ihn besuchenden Assistenten an: »Elender Jude, Du mußt Christ werden, wähl' Dir auf der Stelle den Namen, auf den Du getauft werden willst!« »Calomelanos«, antwortete lächelnd der also Apostrophierte. St.

*

Der Hypochonder.

Arzt: »Wie oft fühlen Sie diesen Schmerz?«
Hypochonder: »Er stellt sich alle fünf Minuten ein.«
Arzt: »Und wie lange hält er an?«
Hypochonder: »Oh, wenigstens eine Viertelstunde jedesmal.«

Temmler-Kalender 1928.

*

Peter Suffels Schicksale.

Trinke stets mit Maß und Ziel
Und vom Branntwein nie zu viel,
Sagen alle weisen Leute.

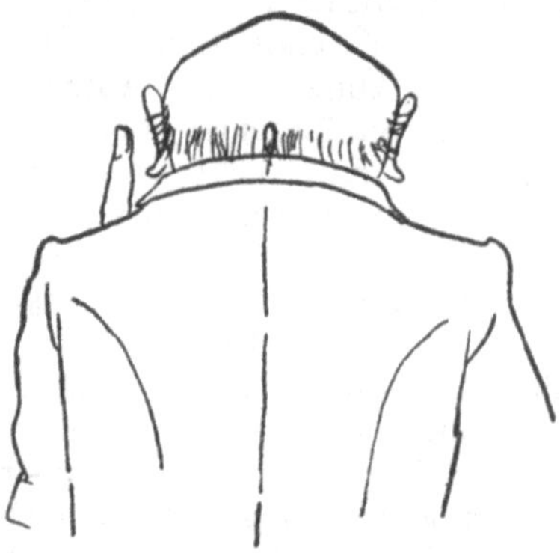

Es behaupten sogar heute
Männer voller ernstem Sinn,
Forel, Smith und *Kraepelin:*
»Willst Du bleiben frisch und wohl,
Hasse jeden Alkohol«.

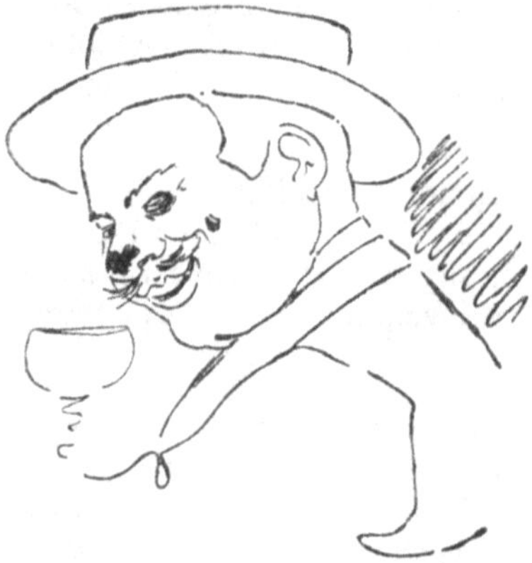

Doch der Peter Suffel lacht:
»Gott hat ja den Wein gemacht,
Alles wächst zu Gottes Ehre,
Bier und Wein und die Liqueure,
Wasser säuft das liebe Vieh.
Wasser, pfui! das trink ich nie.
Und ein Schnäpschen früh am Morgen,
Scheuchet ihm die ersten Sorgen,
Wenn der Vormittag dann kommt,
Meint er, daß ein Frühtrunk frommt.

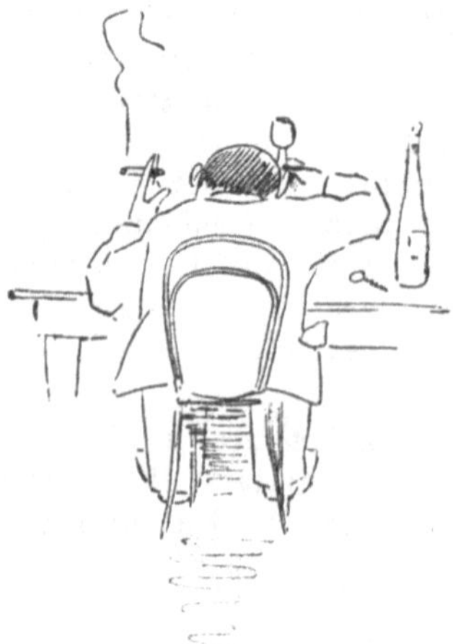

Mittags muß er wieder hocken,
Da die Kehl' von neuem trocken;
Gibt's inzwischen Streit und Zorn,
Nimmt er Kümmel oder Korn;
Abends gießt er in die Binde
Glas auf Glas, daß Schlaf er finde,
Bis mit Stolpern und mit Schwanken
Man ihn sieht nach Hause wanken.

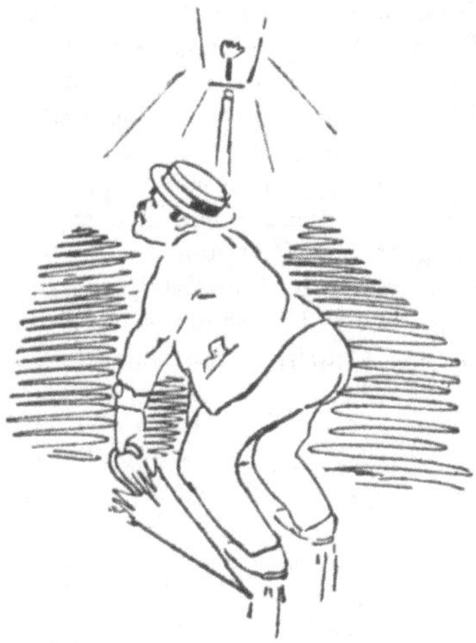

Just! auf einmal, welch ein Graus!
Suffel sieht vor sich 'ne Maus.
Doch nicht eine ist's geblieben,
Schon sind's 2, 4, 5, 6, sieben,
Und dazwischen hüpfen, tanzen,
Auf dem Bette Flöh' und Wanzen.

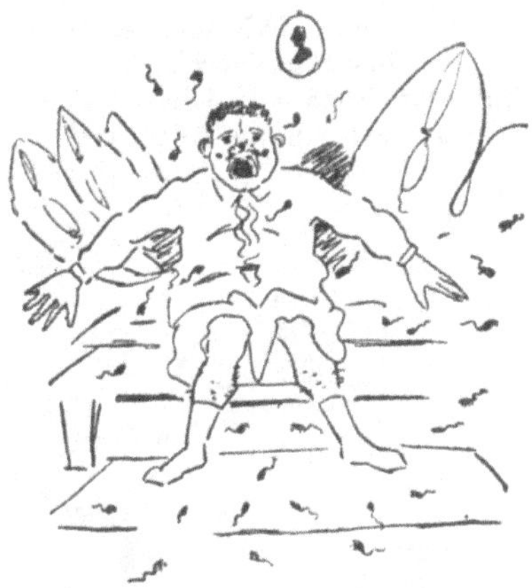

Käfer krabbeln aus den Ecken
Nicht zum Lachen, zum Erschrecken!
Männchen hurtig, schwarz und klein,
Stellen sich nun auch noch ein.
Angst und Zittern faßt den Armen
Und er schwitzet zum Erbarmen.
Wie es sich nun also frommt,

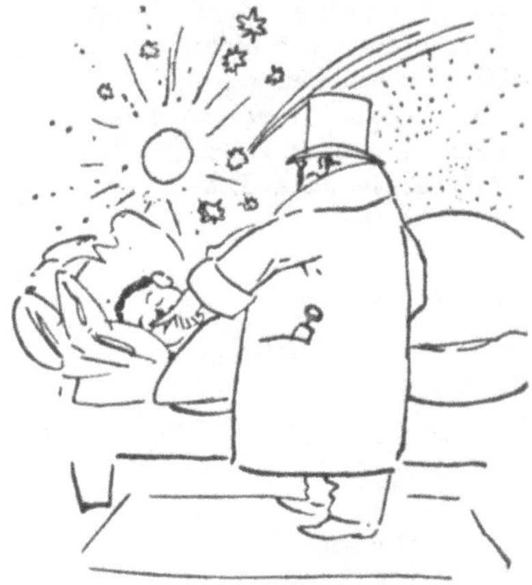

Liepmann schnell gerufen kommt.
Legt ihn auf den Rücken nieder
Und drückt ihm die Augenlider.
Ei! da sieht er Funken sprühen,
Sterne regnen, Sonnen glühen,
und — bedeutungsvolles Zeichen!
Dinge, die Inschriften gleichen.
Und der Doktor spricht fürwahr:
»Nunmehr ist der Fall mir klar:
Er hat das Delirium.
Eh' er haut noch um sich 'rum,
In 'ne Droschke schnell hinein!
Und hinauf zum Affenstein.«

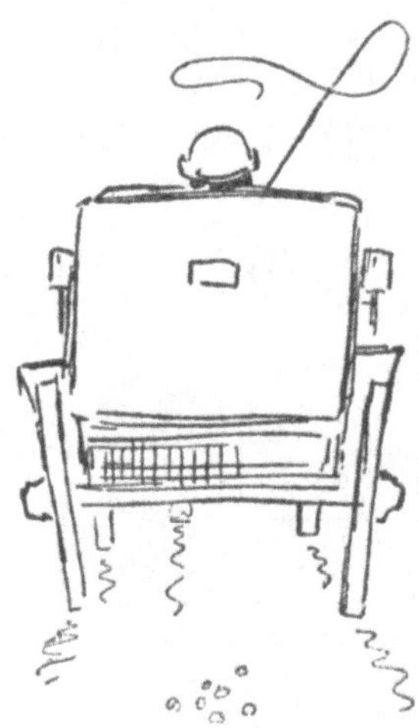

Wie *Bonhoeffer* schon gelehrt,
Gibt er dort gar nicht verkehrt
Seine Personalien an.
Kaum doch hat er das getan;
Sieht er wieder voller Schrecken,
Ungetier in allen Ecken,

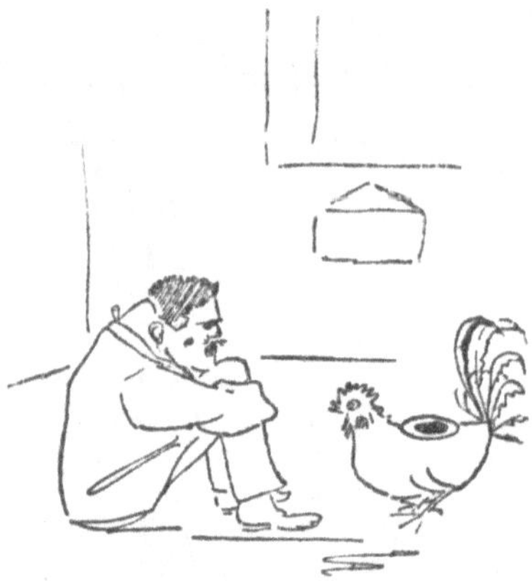

Und für einen Gockelhahn,
Sieht er einen Spucknapf an.
Neißer bringt ihn nun in's Bett,
Wie das sich von selbst versteht:
Unbedingt und allemal

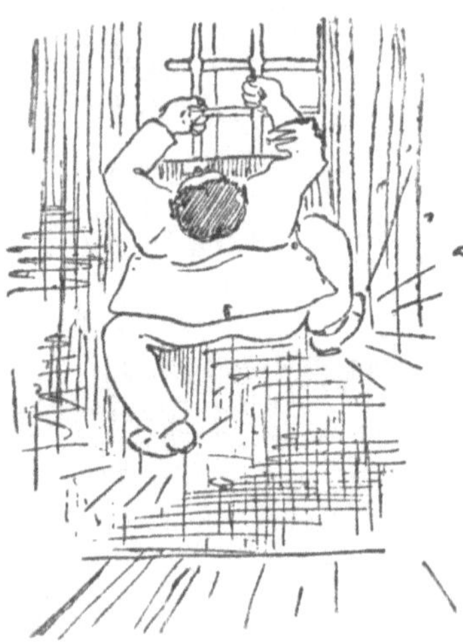

Muß in's Bett ein frischer Fall.
Suffel aber ganz von Sinnen,
Wehrt energisch dem Beginnen
Und man steckt ihn in die Zelle.
Nach 3 Tagen wird er helle.
Jetzt wird's Zeit ihn einzupacken
Fest in warme nasse Laken;
So geht das Delirium
Noch am allerschnellsten rum,
Wie das Jolly schon seit Jahren
In der Charité erfahren.

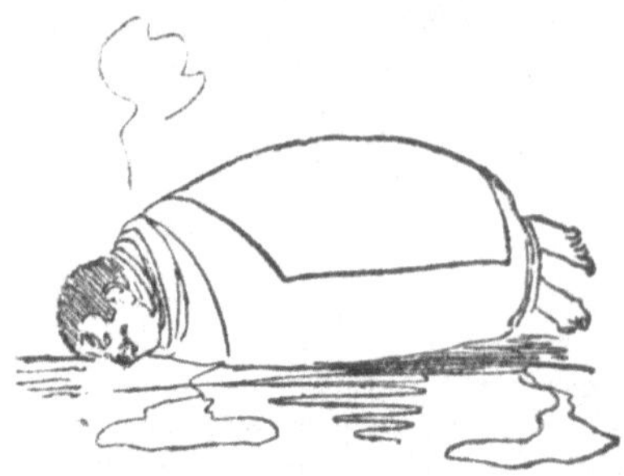

Dann im Bett noch muß er liegen,
Bis sich ihm die Knochen biegen,
Und statt Schnaps und Bier und Wein,
Schenkt man ihm nur Wasser ein.

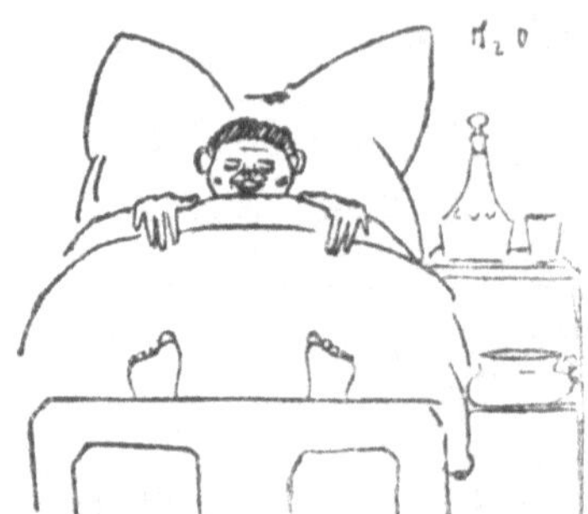

Endlich nach wohl 14 Tagen
Hört man ernst den Doktor sagen:
»Suffel, geh', doch denke dran,

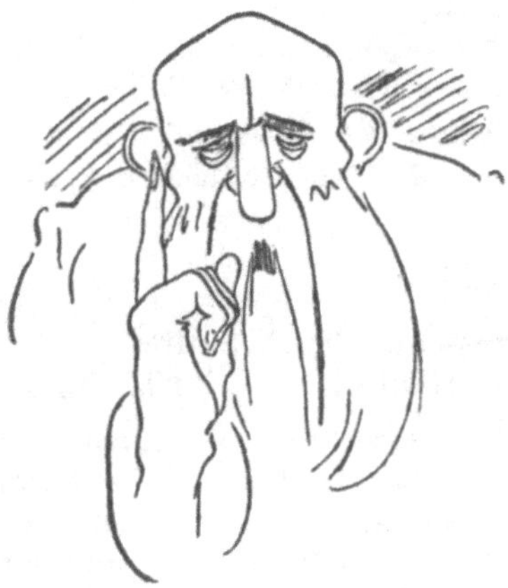

Das hat Dir der Suff getan!
Kommst Du nochmals in dies Haus,
Dann ist's völlig mit Dir aus!
Suffel scheidet sehr betroffen,
Und wir wollen ernstlich hoffen,
Das von Nutzen ihm die Lehre,
Was der Fall uns sagt, nun höre:
Wasser nur hat Gott gemacht,
Auf der Menschen Wohl bedacht,
Bier und Wein und die Liqueure
Schuf der Mensch zu Teufels Ehre.
Wer sie trinkt, bekommt den Kater,
Tut er's oft — den Psychiater.

Aus »Lehrbuch der Psychiatrie« von *Wilhelm Busch,* Frankfurt 1897.
Festschrift der Jahresversammlung des südwestdeutschen psychiatrischen Vereins.

Das Anzeichen.

Auf einem Neubau wird ein Arbeiter plötzlich geisteskrank und muß abtransportiert werden. Später erscheint der Arzt und befragt die anderen Arbeiter, ob sie irgendwelche seltsame Symptome bei dem Kranken wahrgenommen hätten, ehe die Krankheit zum Ausbruch kam.

»Ja,« sagt einer, »er hat nach 12 Uhr noch gearbeitet. Das ist uns allen aufgefallen.« *C. S.* Temmler-Kalender 1928.

*

Die Diagnose.

Kolleg; Praktikant: Patient von einem Baum gefallen, geringe Störungen in den unteren Extremitäten. Der norddeutsche Praktikant macht seine Sache ganz gut. Diagnose: Querschnitttrauma des Rückenmarks. *Erb,* gemütlich mit dem Kopfe nikkend: »Na, junger Freund, e bissel zu nobel und zu viel. Sagen mer halt, er hot sich ordentlich de Hinnere verbellert!«

Der Norddeutsche verstand kein Wort.

Temmler-Kalender 1928.

Ein Frau schickte einst in das Wiener Krankenhaus und ließ den Psychiater *A. Holländer* holen. Sie bildete sich nämlich ein, ihr Mann sei verrückt geworden.

Holländer fand den Zustand unbedenklich und beruhigte die Frau beim Herausbegleiten aus dem Krankenzimmer. Der etwas nervöse Patient war besorgt, daß seine geizige Frau den berühmten Arzt nicht genügend honorieren möchte, und rief ihr nach: »Du, Marie, gib dem Herrn Doktor 10 Gulden!«

»Sehen Sie, Herr Professor«, sagte die Frau, »er hat doch den Verstand verloren!« *P. v. Z.* Temmler-Kalender 1928.

*

Aus Mönkemöller:

Geisteskrankheit und Geistesschwäche in Satire, Sprichwort und Humor. Köln 1906.

... Schlimm ergeht es dem Professor, der bei einem Deliranten den Einfluß der Suggestion klar machen will und ihm ebenso die Mäuse anzusuggerieren sucht, bis der Patient das Heft in die Hand nimmt: »Seggen Sie mal, Herr Professor, sehen Sie se denn?« »Aber gewiß, da läuft sie ja wieder«. »Dje, Herr Professor, denn hefft Se Delirium, ick nich.«

Wer würde nicht mit dem unglücklichen Gatten der nervösen Frau klagen: »Und so geht es jetzt seit Jahren fort, Herr Geheimrat! Ach, ich fürchte, meine liebe Frau ist unheilbar«. »Unheilbar nicht«, meint der erfahrene Arzt, »aber unverbesserlich ist sie sicher«.

*

Der Tröster.

Ich hörte im Klub unfreiwillig ein fremdes Gespräch mit an. Es redete ein Mann in guten Jahren auf einen würdigen Alten ein: »Sie brauchen nicht zu verzweifeln, Herr Ministerialdirektor! Glauben Sie mir, es ist nicht Paralyse.. Grade Paralyse soll man sich niemals einbilden. Weil: wer sie wirklich hat, merkt es bestimmt nicht«. Roda Roda

*

Der Anstaltspfarrer T. trifft im Juli auf dem Friedhof seiner städtischen Gemeinde einen der Totengräber mit bedenklicher Miene. »Was ist denn?« »Wenig zu tun, Herr Pfarrer, die Ärzte sind alle verreist«. *B.*

*

Das Staffel-System.

gewidmet der Dezernenten-Konferenz Berlin-Wittenau, 30. XI. 28.

Was rennt das Volk, was wälzt sich dort
Die Müllerstraße fort und fort,
Per Auto, Eisen-, Straßenbahn,
Selbst auf dem Nordkanal per Kahn?!
Ob jung, ob alt, ob Mann, ob Frau —

Es strömt hinaus nach Wittenau,
Was lockt denn dort für ein Problem?
Das Wittenauer Heil-System
Will an der Quelle man studieren;
Das muß den Fachmann int'ressieren,
Und auch der Laie lauscht und fragt,
Was dies System denn wohl besagt. —

Es zeigt — ich will es gerne wagen,
In wenig Worten es zu sagen —
In der modernen Irrenpflege
Uns wohlerprobte, neue Wege,
Nicht, wie bisher, in einen Topf
Fliegt alles, was nicht klar im Kopf,
Das Anormale wird gruppiert,
Der Sonderstaffel zugeführt
Und hier mit Eifer und Geschick
Befreit von Klaps, Knall, Sucht und Tick. —

Das klingt sehr einfach und bequem;
Doch wie durchdacht ist dies System:
Was irgend seelisch anormal,
Kommt in ein Sonderhospital;
Vom Säugling bis zum Tapergreis
Erfaßt es alle gleicherweis;
Für jedes Alter und Geschlecht
Stellt es ein Extrahaus zurecht;
Nicht einer dem System entgeht,
Und sei er noch so leicht »verdreht.« —

Verzeihung, wenn ich opponiere
Und dies System diskreditiere;
Sagt — wird es so nicht offenbar
Beinah' für alle zur Gefahr?
Es hat doch jeder mal im Leben
So seine schwache Stunde eben,
Wo er — und sei's in leicht'ster Form —
Mal etwas abweicht von der Norm.
Gibt's jemand noch — ob Greis, ob Kind,
Der somit dem System entrinnt?

Zum Beispiel: So ein kleines Kindel,
Das noch nicht mal entwöhnt der Windel
Ist's stille — oder brüllt's auf Mord —
Schwapp — liegt es schon im Kinderhort. —

Ist mal ein Junge dumm und faul
Und hat dazu ein großes Maul,
Geht seine Fassung aus dem Leim,
Heißt's: — Psychopath — Erziehungsheim. —

Wer kriegt im Höllenlärmgewimmel
Der Großstadt nicht mal einen Fimmel,
Kommt mit den Nerven auf den Hund?
Effekt: — 6 Wochen Wiesengrund.

Wenn eine Ohnmacht dich umfängt,
Vielleicht, weil das Finanzamt drängt;
Du widersprichst als Skeptiker —
Schon bist du Epileptiker. —

Schwingst du als echter deutscher Zecher
Mal etwas kräft'ger deinen Becher,
Drei Tag' und Nächte um und um —
Schluß: — Trinkersanatorium! —

Hast du im Venusberg geweilt
Und bist vom Rausch noch nicht geheilt,
Empfängst du Absolution
Auf der Malaria-Station.

Behauptest du als eit'ler Wicht,
Du habest gar ein — Filmgesicht —,
Nimm dich in acht, mein lieber Mann,
Schon konstatiert man Größenwahn.

Man sieht, man ist beim Erdenwallen
Selbst dann noch rettungslos verfallen
Dem Wittenauer Heil-System,
Wenn die Symptome nicht extrem. —

Das wird uns schließlich dahin führen,
Noch ganz Berlin zu internieren,
Das ohnehin — wie allbekannt —
»Des Reiches Wasserkopf« benannt.
Die Riesenanstalt möcht' ich sehen,
Die zu dem Zwecke müßt' erstehen;
Man könnte allerorten glatt
Errichten eine Doppelstadt. —
Das geht natürlich viel zu weit,
Zumal in uns'rer heut'gen Zeit
Der chronischen Finanzmisère —

Drum hört, was da am Platze wäre;
Die unter das System Gebannten,
Als pathologisch anerkannten,
Die mag man — weil immens die Massen,
Dem Tollhaus »Großstadt« überlassen.
Sperrt lieber — ihr Zahl ist klein —
Die anormal Gesunden ein!«

Schr.

*

»Nerven«-Kranke?

Die tiefgehende Abneigung der Menschen gegen Geisteskranke, die wegen ihrer Unberechenbarkeit und Unverantwortlichkeit ihnen unheimlich sind, soll durch harmlose Benennung der Krankheit und der Anstalten besänftigt werden. Hier eine Probe, wie das Volk denkt:

Als 1906 die »Rheinische Volksheilstätte für Nervenkranke« zu Roderbirken bei Leichlingen eröffnet war, kostete es große Mühe, den Leuten klar zu machen, was eine Nervenheilstätte ist. Immer wieder bekam man zu hören, es sei »doch nur so eine Art Galkhausen« (die benachbarte rheinische Provinzialheilanstalt). Wenn an den Ausgehtagen die Kranken ins Städtchen gingen, dann hieß es: »Da kommen die Jecken von Roderbirken!«

Später wurde die Heilstätte von der Landesversicherungsanstalt Rheinprovinz übernommen und erhielt auf allen Inventarstücken die Aufschrift: L. V. A. R. Das wurde frischweg ausgelegt als: »Leicht-Verrückten-Anstalt Roderbirken!« *B.*

*

In der Anstalt A. S. befand sich viele Jahre ein an Schwachsinn mittleren Grades leidender Patient der höheren Gesellschaftsklasse, der gelegentlich zu kleineren Familienfesten des Direktors zugezogen wurde und daher auch bei der Gratulationscour zum 70. Geburtstage des Direktors erschien. Auf den Glückwunsch des Patienten antwortete der Direktor: »Mein lieber St., wir beide sind hier in der Anstalt zusammen alt geworden«, worauf dieser zur großen Heiterkeit aller Anwesenden erwiderte: »Ja, lieber Herr Geheimrat, Unkraut vergeht nicht«. *H.*

*

Patient X., ein Schizophrener, steht regelmäßig an der ins Freie führenden Tür des Pavillons, sein Päckchen unter dem Arm und bereit, die Anstalt zu verlassen. Dies ist denn auch bei jeder Visite sein ständiges Begehren, das er, übrigens ein gebildeter Mann, meist in höflicher Form vorbringt. Eines Tages kommt wieder der Direktor, und der Kranke tritt in der üblichen Weise an ihn heran, diesmal jedoch ziemlich erregt und mit der Beschwerde, eben erst sei die Tür des Pavillons geschlossen worden, vorher aber habe sie längere Zeit offen gestanden. Er, Patient, müsse da des Entschiedensten reklamieren, daß solche Unordnungen in der Anstalt vorkämen: »Bedenken Sie, Herr Direktor, ich hätte ja ganz einfach fortgehen können!«

*

Ein Assistent einer Psychiatrischen Klinik geht in eine ihm fremde Buchhandlung und kauft, kauft eine ganze Menge schöne Literatur. Es soll ihm alles geschickt werden. Adresse »x. Psychiatrische Klinik . . .« Da wird der Buchhändler aufmerksam: »Ach sagen Sie, ist es denn dann gut, wenn Sie so viel lesen?« *P.*

*

Eine Gruppe von Interessenten besucht eine moderne Heilanstalt und beschäftigt sich besonders mit der Arbeitstherapie. Eine Kolonne von Arbeitern fährt im Schweiße ihres Angesichts auf Schubkarren Ziegelsteine zu einem Neubau herbei. Den Schluß der Kolonne bildet ein Kranker, der mit leerem, umgekehrtem Schubkarren daher kommt. Auf die fragenden Blicke der Besucher erwidert der führende Arzt flüsternd: »Bitte den Kranken nicht zu fragen, da wird er höchst aufgeregt und ungemütlich«. — Als die Studienkommission weiter geht, kann es sich doch einer der Gäste nicht versagen, er macht sich an den Mann heran und fragt »Warum drehen Sie denn Ihren Karren eigentlich herum?« — »Das wissen Sie nicht?« erwidert der Kranke, »wenn ich den Karren richtig halte wie die anderen Troddel, bekomme ich doch jedesmal Steine hineingeladen und muß mich damit abplagen, ich bin doch kein Narr!« *Kl.*

*

Gesellschaftsspiel.

Jeder soll ein möglichst dummes Gesicht machen. Ein Preisrichter soll das gelungenste bezeichnen. Bald deutet er entschieden auf einen ihm nahe sitzenden Herrn. Dieser entrüstet: »Ich hab' ja gar nicht mitgemacht«. *B.*

*

Aus der guten alten Zeit.

Ein Landmann, der schon jahrelang zu Hause die Steuern verweigerte, weil er sie nicht selbst bewilligt hätte, der sich pfänden ließ und in Prozesse verrannte, kommt schließlich in die Anstalt, nachdem er als Kranker erkannt ist. Hier zeigt er sich sonst harmlos und darf bald frei in der Stadt umhergehen. Auf seinen wiederholten Wunsch stellt ihm als Ausweis sein Arzt eine Bescheinigung aus des Inhalts: »Der X. ist Insasse der hiesigen Provinzialirrenanstalt«. Unser Kranker geht mit Vorliebe auf den Markt, predigt den Landleuten und anderen, die es hören wollen, sie sollen doch nicht so dumm sein und Steuern bezahlen, die sie nicht bewilligt hätten. Er wird allgemein bekannt mit seinem Schein. Auch die Polizei drückt ein Auge zu, hat selbst Spaß an dem Alten. Da kommt ein neuer Polizist; er sieht eines Tages erstaunt die Ansammlung auf dem Wochenmarkt und den geschwätzigen Alten dazwischen. Er sagt zu ihm: »Gehen Sie weiter«, aber der Alte kümmert sich nicht darum. Nochmalige Aufforderung des Mannes der Ordnung. — Der Alte redet weiter. Schließlich geht dem Polizisten die Geduld aus, er schreit ihn an: »Kommen Sie mit, ich muß Sie verhaften«. Da zieht der Alte lächelnd seinen Schein heraus, zeigt ihn dem Polizisten; alles lacht, der Polizist steht ratlos da, der Alte sagt: »Ja, Du Dööskopp, dat hest Du Dich nich g'docht!« Der Polizist geht weiter, der Alte redet weiter. *R.*

*

Fatales Mißtrauen.

Der höchste Beamte einer Provinz besucht eine Anstalt, die in der Nähe einer kleinen Bahnstation auf dem Lande liegt. Nach der Besichtigung begibt er sich mit seinem Begleiter zur Bahnstation, um nach der Provinzialhauptstadt zurückzukehren. Zu seiner Enttäuschung erfährt er aber, daß der D-Zug auf der Station nicht hält und er den langsamen Personenzug benutzen müsse. Deshalb bittet er den Stationsvorsteher, an die Eisenbahndirektion zu telegraphieren, man möge doch veranlassen, daß der D-Zug ausnahmsweise für ihn halte. Nach einiger Zeit klappert der Apparat auch wieder und Exzellenz wartet auf die Antwort. Doch der Beamte sagt nichts, ist verlegen und als Exzellenz ihm sagt, er möge ihm doch Bescheid geben, druckst er, bis Exzellenz ungeduldig wird und schließlich der Beamte mit der Sprache heraus muß. »Ich soll erst bei der Anstalt anfragen, ob Sie nicht ein von dort entwichener Kranker sind, die Eisenbahn wäre schon wiederholt genasführt worden«.

R.

*

Der enttäuschte Direktor.

In einer Anstalt ist der Direktor überglücklich, einen Klavierbauer unter seinen Kranken zu haben, der ihm große Dinge von seiner Kunst erzählt. Erfreut erklärt der Direktor in der Konferenz: »Das Klavier im Festsaal muß unbedingt umgearbeitet werden, das kann aber sehr gut unser Patient X. besorgen«. Dieser geht auch eifrig dabei und erscheint bald wieder beim Direktor, dem Erwartungsvollen mitteilend: »Ich habe das Klavier auseinander genommen, es hat 3609 Teile; zusammensetzen können Sie es selber«. *R.*

*

Ein angetrunkener Student eckt abends auf der Straße den Erlanger Professor Paulus an. Dieser entrüstet: »Kennen Sie mich nicht? Ich bin Paulus!« Der Student blickt ihn prüfend an; schließlich, mit aufleuchtendem Verständnis und zunehmendem Interesse: »Ah... ja... ja... sagen Sie mal... haben Sie schon Antwort auf Ihren Brief an die Korinther?«

*

Der hochbetagte Regent eines süddeutschen Landes ging noch immer gern auf die Jagd. Mit seinem ebenfalls uralten Förster kommt er ins Gespräch. — »Ja, ja«, meint dieser, wir werden immer älter und immer dümmer«. — Darauf denn doch etwas betroffenes Staunen. — »Ja, Hoheit, Sie merken halt nix, aber die anderen!« B.

*

An der hohen Mauer einer in einem großen Park gelegenen englischen Heilanstalt fließt außen ein munteres Bächlein vorbei. An diesem sitzt eines schönen Sommermorgens früh von 7 Uhr ab ein eifriger Angler und senkt, während er sein Pfeifchen schmaucht, die Schnur in das munter plätschernde Wasser. Um 8 Uhr morgens erklettert ein sich im Garten ergehender Insasse der Heilanstalt von innen die Mauer und sieht längere Zeit still dem Treiben des Anglers zu. Endlich fragt er ihn: »Was tun Sie hier?« »Ich angle«, erwiderte jener. Der Kranke verschwindet. — Um die Mittagszeit, als die Essensglocke der Anstalt ertönt, kommt der Kranke neuerdings innen an der Mauer hoch und findet den unverdrossenen Jünger des Angelsportes noch immer an der gleichen Stelle. Wieder beobachtet er ihn stumm längere Zeit und sucht dann sein Mittagsmahl auf. — Abends 7 Uhr, als die Glocke die Patienten aus dem Garten zum Abendbrot ruft, besteigt unser Kranker nochmals seinen Auslug und findet den Angler in unveränderter Stellung mit dampfendem Pfeifchen wieder gegenübersitzen. Da fragt er ihn: »Haben Sie seit heute morgen etwas gefangen?« »Nein«, erwidert der Fischjäger, »ich angle zu meinem Vergnügen«. Darauf ohne Besinnen der Patient: »Come inside!« Kl.

* *
*

IX.

Die Psychiatrie im Humor.

Er war nicht unbegabt. Die Geisteskräfte
Genügten für die laufenden Geschäfte.
Nur hat er die Marotte,
Er sei der Papst. Dies sagt er oft und gern,
Für jedermann zum Ärgernis und Spotte,
Bis sie zuletzt ins Irrenhaus ihn sperrn.

Ein guter Freund, der ihn daselbst besuchte,
Fand ihn höchst aufgeregt. Er fluchte:
Zum Kuckuck, das ist doch zu dumm.
Ich soll ein Narr sein und weiß nicht warum.

Ja, sprach der Freund, so sind die Leute.
Man hat an einem Papst genug.
Du bist der zweite.
Das eben kann man nicht vertragen.
Hör zu, ich will Dir mal was sagen:
Wer schweigt, ist klug.

Der Narr verstummt, als ob er überlege.
Der gute Freund ging leise seiner Wege.
Und schau, nach vierzehn Tagen gerade
Da traf er ihn schon auf der Promenade.
»Ei, rief der Freund, wo kommst Du her?
Bist Du denn jetzt der Papst nicht mehr?«

Freund, sprach der Narr und lächelt schlau,
Du scheinst zur Neugier sehr geneigt.
Das, was wir sind, weiß ich genau.
Wir alle haben unsern Sparren,
Doch sagen tun es nur die Narren.
Der Weise schweigt. — — —

Wilhelm Busch, Aus »Zu guter Letzt«.

*

Rückfall.

Erster Abstinenzler: »Unsere Partei hätte einen großen Sieg notieren können, hätte der Redner sich nicht mitten in der Rede so erbärmlich vergessen«.

Zweiter Abstinenzler: »Aber was hat er denn getan?«

Erster Abstinenzler: »Denken Sie sich, als er mittendrin ein Glas Wasser trinken wollte, versuchte er, erst den Schaum fortzublasen«. Fliegende Blätter 1924.

*

Einst und jetzt.

»Ist denn Dein Geisteszustand nicht untersucht worden, wie Du vor dreißig Jahren als Hochstapler vor Gericht standest?«

»Nein, damals hat es noch keinen Geisteszustand gegeben.«

Fliegende Blätter 1912.

*

Geisteskranke Verbrecher.

Na, Karle, wat machst 'n da?
Siehste nicht? Ick breche aus.
Na, ick denke Du bist verrückt?
Menschenskind! Doch nur in de Jejenwart von medizinische Sachverständije.

Ulk 1907.

*

Sie: War denn Ihr lieber Onkel geisteskrank, als er starb?

Er: Ich weiß noch nicht, Gnädigste, das Testament ist noch nicht eröffnet.

Ulk 1911.

*

Simulanten.

Mit dem Leierkasten vadien ick nich genug und zum Epileptiker fehlt mir det Temperament.

Ulk 1922.

*

Aus Urteilsbegründungen.

»Daß der Angeklagte sich einen die Vorbedingungen des § 51 streifenden Rausch angetrunken hat, soll ihm zugute gehalten werden.«

Ulk 1925.

*

Aus einem Leumundsbericht.

Mütterlicherseits ist gegen den Inkulpaten nichts einzuwenden, — väterlicherseits aber sauft er.

Ulk.

*

Aussichten.

»Was soll man nur seinen Jungen studieren lassen heute? Schwierige Frage!« — »Die ganze Welt ist jetzt ein Narrenhaus, — laß ihn doch Psychiater werden«.

Simpl.

*

Gut sächsisch.

»Herr Doktor, was meen Se denn zu Gue?«

»Gue, Gue? Ach so, Sie meinen wohl Coué?«

»Na ja, mir hamm immer Gue gesacht, Der kuriert wohl alles mit Cahbas?«

»Mit Cahbas???«

»Ja Cahbas! so sacht doch der Gue — — —«

»Ach so: Ça passe!« Simpl.

*

Aus den Akten.

Aus einer alten Querulantenbeschwerde:

»Herr Staatsminister! Auf Ihrer Brust horstet der Adler, der unablässig darüber wacht, daß nach dem Wahlspruch der Hohenzollern, »jedem das Seine« gegeben war. Folgen Sie einmal dem weisen Rat unseres Rittmeisters und legen Sie meine Sache Ihrer hohen Frau Gemahlin oder dergleichen vor, und ich bin sicher, diese werden mich als den bezeichnen, dem Sein Recht gegeben werden muß. Sie werden Ihnen sagen, daß meine Gegner weder die israelitischen Witwen und Waisen sind, zu deren Schutz unser Herr und Meister so scharfe Worte gegen die jüdischen Wucherer fand, noch diejenigen, zu deren Schutze unsere Gesetzgeber mit Gottes Beistand Nachlaßverwaltung und Nachlaßkonkurs erdacht haben...«

Aus einer neueren Querulantenbeschwerde:

»... Bester Herr Justizminister! Ich weiß zwar nicht, ob Sie Jurist sind, aber so viel müßte schließlich auch ein Laie einsehen...« Simpl. 1925.

*

Ein berühmter Nervenarzt ist bei einem Künstlerfest in einem gemütlichen Bohèmewinkel in noch gemütlicherer Situation mit zwei schönen Patientinnen. Plötzlich schaut der Ehemann der einen durch die Vorhänge des Zeltes, faßt sich aber schnell und sagt: »Na — wenn's für die Nerven gut ist!«

Simpl. 1926.

*

Mein Freund, der Mediziner, mußte sich in Tschechien zum Militärdienst melden...

Der (slowakische) Regimentsarzt: »Sie sind Medizinärr? Deutschärr? Aha! Eh' schon wissen! Was fehlt Ihnän?«

»Ich habe zwei Leiden, Herr Regimentsarzt!«

»Herzeigen?« — »Ein Plattfuß.«

»Herzeigen!« — Blödsinn! Is gar nix. Weitär!

Ferner leide ich an einer Interossei — Atrophie zufolge amyotropher Lateralsklerose«.

»An was??« — »An einer Interossei — Atrophie zufolge amyotropher Lateralsklerose — — —«

Mein Freund, der Mediziner, dient nicht im tschechischen Heer. Er hat ein Entlassungszeugnis. Grund: »Plattfuß...«

Simpl.

*

»Du, ich glaube, ich habe das Delirium tremens; es ist höchste Zeit, daß ich zum Arzt gehe. Als ich gestern nacht nach Hause kam, sah ich in einer Ecke zwei Ratten miteinander kämpfen«.

»Aber das ist doch nichts besonderes, daß zwei Ratten kämpfen...«

»Nein, das nicht, aber daß sie Boxhandschuhe anhaben«.

»Neue Berliner 12 Uhr«, 1927.

*

Die funktionelle Störung.

An der Spitze des großen Krankenhauses stand der berühmte Professor Denkmeyer, eine Koryphäe, Spezialist für funktionelle Störungen.

»Da habe ich mir, Herr Kollege«, so wendet er sich an einen seiner Assistenten — »auf Ihrer Abteilung den dicken Kerl mit der großen Nase angesehen. Hochinteressanter Fall, ganz eigenartige Sprachstörung! Woran mag das liegen? Ich komme nicht ins Reine. Vielleicht besehen wir uns den Mann zusammen«.

Und die Herren besahen sich den Fall, und die dicke rote Nase leuchtete aus dem weißen Bettzeug und die Sprache ihres Besitzers war und blieb gestört. Der Professor redete immer eifriger mit ihm, und von Zeit zu Zeit machte er eine gelehrte Bemerkung über den möglichen Grund zum Assistenten.

Aber nach einer guten Viertelstunde sagte der Assistent zum Inhaber der roten Nase: »Schneegotzky, nehmen Sie den Priem raus, wenn Sie mit dem Herrn Professor sprechen«.

Jugend 1913.

*

Gute Lehren.

In einem seiner Münchner Vorträge betonte Prof. *Forel*, daß zur Zeit der Weinlese und des Karnevals die meisten Idioten gezeugt werden.

Schön ist's, wenn die Weinbergböller schnalzen,
Mostentzückte Menschen sich umhalsen,
Schön auch, wenn der freie Karneval
Uns erlöst von aller Würde Qual —
Doch es spricht der Weise: Macht da
Keine Kinder, nur Allotria!

Wohl! dies Warnwort diene uns zur Heilung
Und vernünftigen Genußverteilung!
Immer dann erst, wenn der Most verschäumt ist,
Wenn der Traum des Faschings ausgeträumt ist,
Widmen wir ganz nüchtern und abstrakt
Uns dem bestfundierten Schöpfungsakt!

Falls sich dann trotz treubefolgter Lehren
Immer noch die Idioten mehren,
Bis im stumpfsinngrauen Jammertal
Einschläft Winzerfest wie Karneval,
Sagt sich ruhig jeder ernste Mann
»Gott sei Dank — ich bin nicht schuld daran«.

Jugend 1909.

*

Ein bekannter Berliner Psychiater reist nach München, um dort einen Vortrag mit Demonstrationen zu halten. Er bittet den Schaffner, mit seinem Koffer vorsichtig umzugehen, da in ihm Gehirne verpackt seien. Darauf der Schaffner: »Entschuldigen Sie, rentiert es sich in Gehirnen zu reisen?«

Jugend 1911.

*

Wahres Geschichtchen.

In einer großen Universitätsstadt sollte der bekannte Psychiater X. vor dem Offizierkorps des dortigen Kavallerieregiments einen Vortrag: »Über Grenzzustände« halten. Als die Offiziere am Abend vor dem Vortrag gemütlich beim Glase Bier zusammensaßen und im Laufe der Unterhaltung auch auf den Vortrag zu sprechen kommen, faßte einer der Herren seine Meinung folgendermaßen zusammen: »Der Herr Geheimrat X. mag ja sonst ein ganz tüchtiger Mann sein, aber von unseren Grenzzuständen verstehen wir doch wohl ein bißchen mehr als er.«

Jugend 1912.

*

Nicht nett.

In einem größeren Krankenhause ordnete der Chefarzt bei der Morgenvisite an, daß bei einem Kranken zur Sicherung der Diagnose die Wassermannsche Blutprobe gemacht werden soll.

Die diensthabende Schwester schreibt, um die Anordnung nicht zu vergessen, mit Kreide an die Kopftafel das Wort: »Wassermann«.

Zufällig hatte der arme Patient das Unglück gehabt in der Nacht vorher das Bett naß zu machen.

Als die Schwester ihm später das Frühstück bringt, flüsterte er ihr leise ins Ohr, »das ist aber gar nicht nett von Ihnen, Schwester, daß Sie mich wegen meines kleinen Malheurs so vor dem ganzen Saal blamieren«. Jugend 1921.

*

Vermutung.

Aufseher einer Irrenanstalt: »Herr Direktor, draußen steht ein Mann, der fragt, ob gestern ein Kranker aus unserer Anstalt entflohen sei«.

Direktor: »Warum fragt er das?«

Aufseher: »Weil gestern jemand mit seiner Frau durchgebrannt ist.« Aus »Ärztl. Wegweiser« 1928.

*

Eine nette Heilmethode.

Seit einiger Zeit macht eine von preußischen Gerichtsärzten erfundene Heilmethode berechtigtes Aufsehen in der wissenschaftlichen wie in der kriminellen Welt. Geistig gesunde Einbrecher kommen bekanntlich ins Zuchthaus, wo sie hinter festen Mauern und Riegeln wohlverwahrt sich bessern können; ihre geisteskranken Kollegen, die sogenannten »wilden Männer« werden aber ins Irrenhaus gebracht. Dort brechen sie nach kurzer Zeit aus und fühlen sich nach Übersteigung der letzten Mauer sofort völlig gesund und wohl. Allein oder in Gesellschaft wandern sie nach der nächsten Stadt und werden aus kranken Ausbrechern wieder Einbrecher, gesunde und »schwere Jungen«. Freilich müssen sie sorgfältig vor einer Berührung mit der Polizei bewahrt bleiben, sonst bricht der Irrsinn wieder aus, und der »wilde Mann« ist wieder fertig. Die Polizei ist aber auch gewöhnlich so rücksichtsvoll, daß sie sich den Geheilten nicht aufdrängt und sie jahrelang unbehelligt läßt. Bei dieser Behandlung tritt kein Rückfall ein, und die Gesundheit bleibt andauernd. In Verbrecherkreisen wird diese neue Heilmethode sehr geschätzt. Kladderadatsch 1907.

*

Abenteuer im Irrenhaus.

In München auf der Psychiatrischen Abteilung war ein Graf Soundso interniert.

Der junge Bismarck, Legationsrat, gedachte ihn zu besuchen; kam aber etliche Minuten zu früh und mußte nun auf einer Bank warten.

Endlich öffnete der Pförtner. Der Besucher stellte sich vor: »Legationsrat von Bismarck.«

Der Pförtner — gut gelaunt, verneigte sich mit verständnisvollem Lächeln: »Papst Leo der Dreizehnte.«

Roda-Roda. Berliner Illustrierte 1928.

*

»Sie wollen also bezeugen, Herr Wachtmeister, daß der Angeklagte betrunken war, als Sie ihn trafen? Woran haben Sie das bemerkt?«

»Er steckte einen Groschen in den Briefkasten, Herr Richter, dann sah er zur Turmuhr hinauf und sagte: »Um Gottes willen, ich habe vierzig Pfund abgenommen.«

Berliner Illustrierte 1929.

*

»Zu dumm! Einer von meinen Schülern, dem ich zwei Kurse in Gedächtniskunst gegeben habe, hat vergessen, die Stunden zu bezahlen, und das Schlimmste ist, daß ich mich nicht mehr erinnere, wie er heißt! Berliner Illustrierte.

* *

*

X.

Über das Wesen des Humors.

Was ist Humor? Das ist schwer zu sagen, obgleich schon viel darüber geschrieben worden ist. Man hat ihn oder man hat ihn nicht. Freilich kann er auch entwickelt werden, wie er ja meist erst eine Sache des reiferen Alters sein wird. Er setzt etwas Lebenserfahrungen voraus. Wer das Leben nicht gelebt hat, kann nicht darüber urteilen. Nun ist der Humor allerdings mehr ein Seelenzustand als eine Fähigkeit. Es gibt freilich auch einen Humor der Darstellung, dieser geht aber den Dichter, Schauspieler usw. an und soll hier außer Betracht bleiben. Hier handelt es sich um die seelische Einstellung zu Welt und Menschen. Dieser Seelenzustand kann dauernd sein und ist dann eine leise Gelassenheit, die die Dinge an sich herankommen läßt, eine lächelnde Überlegenheit gegenüber den Geschehnissen, nicht weniger aber dem eigenen Ich gegenüber. Der Humor ist also überpersönlich, sonst vermöchte er ja auch nicht das eigene Ich zu beurteilen. Dieses ist ihm so nahe und so fremd wie alle anderen Dinge. Alles hat nur seinen Wert im Vergleich. Wer leidenschaftlich etwas begehrt, verliert den Maßstab dafür. Alle Leidenschaft ist Wertverschiebung. Das wieder einzuordnen in den Kreis der Empfindungen ist zunächst Sache der Erkenntnis; Humor aber ist lächelnde Erkenntnis. Vom höchsten Standpunkte aus hat alles den gleichen Wert oder Unwert. Die Welt ist ein System von Ursache und Wirkung. Das drückt sich für uns aus als Notwendigkeit. Ihr ist alles unterworfen oder vielmehr: es ist sie selbst. Dennoch gibt es eine innere Freiheit, die davon nicht berührt wird. Sie muß also wesensverschieden sein. Diese innere Freiheit ist die Vorbedingung für den Humor. Er ist die Freiheit in der Notwendigkeit. Er ist die Fähigkeit, jederzeit zu Dingen und Geschehnissen Distanz nehmen zu können. Seines Standpunktes wegen kann man ihn die Erhabenheit der Distanz nennen. Diese Distanz ist keine Fortsetzung der Kausalkette, sie führt zu einer Art Überich, das in das Metaphysische hineinragt. Sein Hintergrund ist das Ewige. Bin ich von einem Dinge mit meinem Willen und Begehren losgelöst, so vermag ich es zu belächeln. Was ich überschaue, dem bin ich überlegen. Wem ich überlegen bin, das hat mir nichts mehr an. Ich kann wohl Anteil an ihm nehmen, aber es hat keinen Anteil an mir. Ich kann es verstehen und belächeln, belächeln, weil ich es verstehen kann. Erkenntnis aber wird erst zum Humor durch Anteilnahme an dem, was erkannt und belächelt wird. Dieses Lächeln geht aus Güte des Herzens hervor, das trotz der Erkenntnis, sich mit dem Gegenstande wesensverbunden fühlt.

Das ist der Humor von seinem höchsten Standpunkte aus. Er ist selbst der höchste Standpunkt. Er ist die völlige Reife und Freiheit des Geistes. Aber auch hier gibt es Gradunterschiede. Es sind Unterarten. Der Humor ist dann keine dauernde Seelenstimmung. Die Inkongruenz von Sein und Schein, von Wollen und Tun, von Anspruch und Fähigkeit und hundert andere Vorkommnisse des täglichen Lebens können ihn auslösen. Er wird dann erzeugt durch den inneren oder äußeren Widerspruch in Dingen und Geschehnissen. Er ist dann eine Art Versöhnung dieser Widersprüche, die sich in Lächeln oder Lachen äußert. So ist er eine Brücke zwischen Tragik und Komik. Er ist nicht verletzend wie Spott, Sarkasmus oder Ironie, die nicht in das Gebiet des Humors gehören, eben weil er immer das Menschlich-Gemeinsame in allem fühlt. Nichts in der Welt ist ernst genug, um nicht humoristisch genommen werden zu können und nichts ist ernster als der Humor, der aus mitfühlendem Verstehen hervorgeht. Er berührt ja nicht das Wesen der Erscheinung oder des Vorgangs, sondern wie sie sich äußern und darstellen.

Ist der Humor nicht aber auch physiologisch bedingt wie jede geistige Tätigkeit? Und welche physiologische und seelische Wirkung kann er haben? *Gustav Renner.*

* *

*

Ein Psychiater und Anstaltsdirektor schreibt uns:

Sehr geehrter Herr Kollege!

Sie wollen etwas von mir über Humor, Komik, Witz. Ich weiß, wie viel die gescheitesten Geister schon darüber von sich gegeben haben, und meine, es ist recht schwierig, Neues und Besseres zu sagen, als darüber längst gesagt ist.

Gehen wir vom Individuum aus, so heißt es wohl, es zeige nur ein Mensch Neigung zu Witz und Satire, der es nötig hat, sei es infolge seiner Lebenslage, sei es aus persönlicher Veranlagung; und zweifellos: der innerlich ausgeglichene, ruhig-gleichmütige, mit seiner Lage zufriedene Mensch zeigt keine besondere Neigung zu witzigen Äußerungen. Wem durchaus wohl ist, der scherzt wohl, aber er ist kein eigentlicher Witzemacher. Es muß irgend ein Zwiespalt auftreten zwischen der inneren oder äußeren Lage eines Menschen und seinem natürlichen Selbstgefühl, damit die Neigung auftritt, solche Gegensätze zu beachten und zu beobachten, durch die das Witzige zustande kommt. Gewiß entspringt nicht jeglicher Witz dem Neid, dem Ressentiment, dem Schwäche- und Unterlegenheitsgefühl; aber es rächt sich doch der Unterdrückte, und wer nicht zu seinem Recht gekommen ist, gern durch entsprechende spitze und zugeschärfte, eben witzige Äußerungen. Sie sind — wie immer auch ihre Ursache sein mag — sowohl gegen sich selbst als gegen andere gerichtet. Der seelisch Ausgeglichene, der mit sich selbst in jeder Hinsicht übereinstimmt, rächt sich nicht derart oder drückt sich nicht selbst den Stachel in die Brust, setzt sich nicht herab, wird nicht witzig auf seine eigenen Kosten. Gewisse Individuen machen gern den Hanswurst, zufrieden, wenn sie nur Beachtung erringen, mag es auch auf eine Art geschehen, die ihnen Mißachtung einträgt. Sie wollen eine Rolle spielen, sie können es auf andere Weise nicht erreichen, also bewirken sie es dadurch, daß sie Gelächter erregen, sei es auch auf ihre eigenen Kosten. Daß hierbei Minderwertigkeitsgefühle eine Rolle spielen, dürfte nicht zu leugnen sein, solche aber stehen mit Geltungsbedürfnis in engem Zusammenhang. Ohne Geltungsbedürfnis wird sich niemand zum Narren machen.

Witz ist nun nicht Humor, sondern zum Teil etwas durchaus Gegensätzliches. Goethe nennt alle Humoristische zweiten Ranges; und ein andermal sagt er, Humor sei ruchlos; er rühmt Lichtenberg, lehnt ihn aber ab. Übrigens schätzt er doch wieder Sterne sehr. Natürlich ist es ruchlos, wenn das Ernste und Heilige als komisch aufgefaßt wird, und die Humoristen sind bekanntlich nicht gerade die ruhig-abgeklärten, harmonischen, primitiven und unbewegten Individuen. Freilich, was heißt nicht alles Humor, und welche verschiedenen Arten des Humors gibt es nicht! Gewiß stellt sich der Humor über die Sache, aber es kommt darauf an, in welcher Weise, ob es lieblos oder mit Liebe geschieht, und über welche Dinge er sich stellt.

So ist Humor, wenn er darnach ist, als Ausdruck der Geistesfreiheit, als verstehendes Lachen oder Lächeln das Höchste, was Menschen möglich ist, und es kann Humor auch, wie gesagt, das Niedrigste, Häßlichste sein, eben je nach der Lage und Art, in der es geschieht, je nachdem, ob jemand befreiend lacht oder hämisch spöttisch lächelt. Man denke an den sentimentalen Humor Jean Pauls, an den behaglichen Humor Fritz Reuters, der so gesund anmutet und doch mit dem Elend des Menschen Reuter in engstem Zusammenhang steht; man denke an E. T. A. Hoffmann, an den Spötter Heinrich Heine. Jener deutsche, mehr oder minder sentimentale Humor der Jean Paul, Wilhelm Raabe, Heinrich Seidel, Gottfried Keller ist gewiß nicht ruchlos. Wir finden diese Art Humor ferner typisch bei Claude Tilliers »Mon oncle Benjamin« und neuestens in Kromers »Gustav Hänfling.« Er ist an enge, idyllische Verhältnisse gebunden, und man darf wohl sagen, daß er heute im Aussterben ist, weil es die Kleinstadt alter Art nicht mehr gibt, nicht mehr die stillen, gemütlichen vom Weltverkehr kaum berührten Winkel. Es gibt nicht mehr diese Originale von der Art des Onkel Benjamin, des Porzellanmachers Gustav Hänfling, der Gottfried-Keller- und Wilhelm-Raabe-Gestalten, jene Sonderlinge und Schrulligen, jene Menschen aus der Spitzweg-Atmosphäre, jene Psychopathen halb und halb sozial Verkümmerten, jene alten Jungfern, vergritzten Junggesellen, Apothekerprovisoren, Kaktussammler, Bibliothekare, Winkelexistenzen, die sich unter anderen sozialen Verhältnissen wesentlich gewandelt haben. Gewiß gibt es noch Junggesellen und unverheiratete Mädchen, aber der Typus der sentimentalen oder sauren Jungfer stirbt aus, und die heutigen Großstadtjunggesellen sind nicht die Spitzwegschen Sterngucker und Starenzüchter mehr. Es gibt die Sperlingsgasse nicht mehr (oder nur noch ausnahmsweise), kein Seldwyla und kein Kuhschnappel. Deshalb stirbt natürlich der Humor nicht aus, aber der heutige Humor ist ein anderer. Denn jener deutsche Humor war ein Kleinstadthumor, der seine Kraft aus einem in den engen Verhältnisse nicht verbrauchten Überschuß zog, aus der Liebe zum Engen, Dürftigen, der den Verzicht vergoldete, das Kümmerliche idealisierte und sich seine Gestalten unter den Schrulligen, Verborgenen, nach innen Gekehrten, ihre Grillenhaftigkeit Pflegenden suchte und fand. Ich leugne, daß alle Menschen, welche eine für den Humoristen nutzbare Eigenart entwickeln, Psychopathen sensu strictiori sein müssen; es gibt umweltbedingte Kümmerformen, Menschengestalten, wie sie notwendigerweise in eingeschränkten Verhältnissen entstehen, wo vorhandene Kraft nicht anders verausgabt werden kann, als daß sich etwas formt, was wir als Original, als alte Jungfer usw. bezeichneten. Die heutige Stenotypistin dagegen, auch wenn sie unverheiratet bleibt, wird nie eine alte Jungfer, und selbst psychopathische Individuen präsentieren sich heutzutage forscher. Noch eins: Fontane! Gab er den Berliner Großstadttypus? Er suchte noch in der Großstadt den Kleinstadtmenschen z. B. in seiner Witwe Pittelkow; die typische ausgehaltene Frau von heute ist dies nicht.

Fontane — Gottfried Keller — es gibt aber genug Menschen, welche diesen unbedingt C. F. Meyer vorziehen, welche Humor und Komik ablehnen, rein gefühlsmäßig, es ist ihnen nicht wohl dabei. Man hat eben Sinn dafür oder hat ihn nicht. Diese andern wollen das Leben ernst genommen sehen, selbst nur das Erotische komisch betrachtet zu sehen, geht ihnen schon gegen den Strich. Einem C. F. Meyer war seine eigne Novelle: »Der Schuß auf der Kanzel« doch nicht recht. Und was veraltet, wo es nicht zu eigentlicher Gestaltbildung kam, so schnell wie das Humoristische? Wer vermag noch den alten Polterer und Querkopf Bogumil Goltz zu lesen? Ein Dorfrichter Adam, ein Don Quixote und Sancho Pansa, das ist etwas anderes. Aber das Nur-Witzige oder was sonst gerade als humoristisch galt, wie leicht verstaubt es; wie leicht ist mit dem Wechsel der Zeit erledigt, was aus der Zeitstimmung geboren ist. Es ist das ungefähr wie mit komischen Vorfällen in der Familie oder in einem anderen engeren Kreise: Wer die betreffenden Leute kennt, kann darüber lachen. Im Leben wirkte der Vorfall komisch, erzählt man ihn aber anderen: sie lächeln höchstens aus Höflichkeit. Es gibt allerdings Dinge, die sich wirksam berichten lassen: Ein kleines Mädchen wird von dem etwas älteren Bruder gewarnt: »Das darfst Du nicht tun, der liebe Gott sieht alles«. Sie antwortet prompt: »Aber er sagt's der Mama nicht!« Auch erzählt wirkt diese Antwort an sich komisch, — auch wenn man die Kleine nicht kennt — wegen der Schlagfertigkeit und der klaren Verschiebung der Sache auf dasjenige, was der Kleinen allein wichtig ist, nämlich vom fernen lieben Gott auf die nahe Mutter. Und in derartigen Überraschungen liegt immer das Komische, in einem — wenn es sich um einen Witz handelt — meist absichtlichen Mißverständnis, in einem Sprung anderswohin, aus dem Idealen (Gott) zum Realen (Mutter) oder in einer enttäuschten Erwartung. Wenn solches sich vollzieht, lachen wir; so lachen wir auch etwa einmal über Äußerungen von Geisteskranken, umsomehr, wenn noch an der Äußerung etwas Wahres daran ist und sich der Satz erfüllt: »Kinder und Narren sagen die Wahrheit.« Nichts ist — vom psychiatrischen Standpunkt — bedenklicher als der Humorist à tout prix. Wahr bleibt jene alte Anekdote von dem Arzt, der einen Melancholischen zu einem berühmten Komiker schicken will, worauf der Patient bekennt, er sei doch selbst derjenige, der alle zum Lachen bringe. Aus der depressiven Stimmung kommt der Humor, und aus der nur depressiven Stimmung kommt kein Humor. Und wer noch so depressiv veranlagt ist und den Humor nicht hat, der hat ihn nicht. Und wer es dazu hat, wie sollte der nicht auch das nötige Depressive haben? So steht es eben mit aller Psychologie. Kann man noch mit dem Pykniker kommen! Der Schreiber ist ausgesprochener Psychasteniker, hat aber immer den Zug zum Komischen gehabt. Minderwertigkeitskomplexe? Man nenne mir denjenigen, der damit nicht aufwarten kann, auch unter denjenigen Leuten, die durchaus C. F. Meyer Gottfried Keller vorziehen. Man könnte bei dem Humoristen von einem Sinn für das Gegensätzliche sprechen. Manche Menschen sehen immer nur das eine. Hier spielt die von allem Konstitutionellen unabhängige geistige Organisation eine Rolle, und diese dürfte am Ende entscheidend sein. Der irgendwie Fanatische wird keinen Humor kennen. Der Fanatische wird leicht der Psychopathie verdächtig. Aber ebenso der Humorist. Alles Ausgesprochene, Ausgebildete, Hochgezüchtete ist verdächtig. Wir messen am Durchschnittlichen, und das Durchschnittliche gibt es nicht, außer als blasse Vorstellung. Was es wirklich gibt, sind Individuen, und diese sind alle »abnorm«. Ich bin für einigen Humor auch in der Wissenschaft, in der Psychologie.

*

Zur Psychologie und Physiologie des Humors.

Von Dr. **Bratz** und Dr. **Heinrich**.

Der Humor wird in der Psychologie gewöhnlich in der Gefühlslehre abgehandelt, gehört aber nicht zu den Gefühlen. Wenn wir seinen Platz unter den psychischen Erscheinungen bestimmen wollen, werden wir zu jenen hochentwickelten Reaktionsweisen geführt, bei welchen zwischen Eindruck und Gegenwirkung ein komplizierter Apparat eingeschaltet ist: die Verarbeitung des Eindrucks im Sinne von Erfahrungen, von Wissen und Gewohnheit, im Sinne schließlich einer allgemeinen Lebensstimmung oder mehr oder minder formulierten Lebensanschauung. Es lassen sich hierin bestimmte Typen unterscheiden: Bei den Willensmenschen z. B. geschieht die Verarbeitung gern in der Weise, daß das einwirkende Erlebnis zusammen mit den Wünschen, der Erfahrung, der Abschätzung des Möglichen zur Motivation von Willenshandlungen führt. Bei kontemplativen Naturen gewinnt der Prozeß der Verarbeitung größere Selbständigkeit und eigene Bedeutung. Das Erlebte wird hier etwa in ein begriffliches System eingeordnet, oder von einem ästhetischen oder religiösen Standpunkte gewertet; das Handeln wird bei diesen Menschen leicht etwas Sekundäres, erübrigt sich auch oft. Wer nun die Meinung und Fähigkeit besitzt, mit neuen Eindrücken dadurch fertig zu werden, daß er an ihnen — bei Würdigung ihres Ernstes und ihrer Bedeutung — Beziehungen entdeckt oder herstellt, die in einem befreienden Sinne heiter wirken, der hat Humor. Behält er diese Fähigkeit auch den bedeutenden Ereignissen gegenüber, behält er sie gar in solchen Situationen, die seine eigenen wichtigen Interessen betreffen, so hat er Humor bewahrt im höchsten Sinne des Wortes. Auch hier bestehen noch die Forderungen, daß der Ernst und die Tragweite der Situation voll gewürdigt werden und daß schließlich eine versöhnliche Gleichgewichtslage des Gefühls erzielt wird.

Da, wo nämlich die Konflikte zwischen Ich und Umwelt bestehen bleiben, resultiert trotz aller Fähigkeit zur Erfassung der Komik ein von Humor sehr verschiedenes Verhalten, in dem die herausgestellten komischen Verhältnisse von einer Art sind, die Verachtung, Hohn und Spott einträgt.

In solche Reaktionen wird auch der leicht verfallen, der es nicht fertig bringt, sich selbst wie jeden andern in das Bild der Lebensbühne einzureihen und zu betrachten. Es gibt Menschen, die eine gewisse Empfänglichkeit für Humor besitzen, die es auch imstande sind, die Komik an andern zu entdecken und harmlos zu genießen, die es aber niemals fertig bringen, in einem versöhnten Sinne über sich zu lachen. Die meisten verläßt ihr bißchen Humor in jeder Lage, in der ihre persönlichen Interessen oder ihr primitives Geltungsbedürfnis bedroht ist. Der Träger eines echten Humors dagegen ist in hohem Maße frei von Eitelkeit und muß seine primitiven Bestrebungen weit zurücktreten lassen können. Er muß eine hohe Objektivität sich selbst und anderen gegenüber besitzen und ein umfassendes Weltbild erworben haben, wenn er allen neueintretenden Situationen gegenüber gewachsen sein soll. Zur Wärme des Gefühls muß auch dies intellektuelle Verstehen hinzukommen (*Höffding*).

Wenn die obigen Eigenschaften den humorvollen Menschen hinreichend charakterisieren, so kann man doch noch weitere, den Humor begünstigende Eigenschaften aufführen, die namentlich seine Wirksamkeit nach außen erhöhen.

Dazu gehört die zyklothyme Anlage. Kretschmer weist darauf hin, daß sich der Humor besonders gern in den »Mittellagen zykloider Temperamente« findet, »dort wo die Fähigkeit zum Lachen und die Gemütstiefe von der depressiven Seite her in der richtigen Mischung zusammenkommt«. Besonders wird auch durch die warmherzige, mitreißende Art des Zyklothymen die Mitteilung und Wirksamkeit humorvollen Verhaltens gesteigert. Zu den wesentlichen Eigenschaften des Humors werden wir aber die zyklothyme Art nicht rechnen, auch der einsame und schweigsame Lächler kann in seiner Stellungnahme und Reaktionsweise ein echter Humorist sein. (Von einer — vielleicht Erfolg versprechenden — erbbiologischen Behandlung des Humors und seiner Komponenten sehen wir hier ab.)

Die Form nun, in welcher eine zunächst indifferente oder bedrückende Situation eine zur Heiterkeit anregende Darstellung erhält, kann jede Form der Komik sein, soweit sie nicht gegen Würde und Versöhnlichkeit verstößt. Wir möchten den Witz und die Ironie nicht — wie es zuweilen geschieht — aus dem Dienste des Humors ausschließen, da diese Unterarten der Komik obigen Bedingungen genügen können und keineswegs immer von verletzender Schärfe zu sein brauchen.

Die Darstellung kann ferner sich darauf beschränken, eine reproduktive oder nachschaffende zu sein, wenn sie sich zum Beispiel des Zitats, des Sprichwortes, des Hinweises auf bekannte komische Situationen bedient, oder sie kann eine produktive sein, die auch in einer neuen Lage einen eigenen Weg und Ausdruck findet. Verbindet sich diese auch noch mit künstlerischer Formbeherrschung, so haben wir den gestaltenden Humoristen in seiner Vollendung vor uns.

Sehr aufschlußreich für den Rang und das Wesen des Humoristen ist die Feststellung, zu welchen Naturen wir gelangen, wenn wir aus den angenommenen Eigenschaften die Fähigkeit und Neigung zur Auffindung heiterer Beziehungen streichen, aber bestehen lassen die hochwertige Verarbeitung auch bedrohlicher Eindrücke zu einer versöhnlichen, ausgeglichenen Auffassung, die von der einfachen Befriedigung persönlicher Strebungen absehen kann und zu einem geordneten Abschluß kommt, bevor die etwaige Handlung einsetzt. Besteht eine derartige Verarbeitung und erlösende Ordnung im Vernunftgebrauche, dann haben wir das Ideal des Weisen. Geschieht sie in der gläubigen Einordnung des Geschehens in eine göttlich geleitete Welt, dann haben wir den — von Fanatismus freien — Heiligen. In allen Fällen handelt es sich um Naturen, die eine Abreaktion der auf sie einwirkenden Ereignisse in ihrer Gedanken- und Gefühlswelt erreichen und auf das Handeln nach außen weitgehend verzichten können.

Eine Beschreibung der physiologischen Vorgänge des Humors muß sich bei dem Stande der Hirnphysiologie mit allgemeinen Hinweisen begnügen. Hinsichtlich der bestimmten Gefühlstendenz des Humorbegabten werden wir die anatomischen Grundlagen im Zwischen- und Mittelhirn zu suchen haben, wobei bekanntlich namentlich an die Mitwirkung des Thalamus und des Höhlengraus des 3. Ventrikels gedacht wird. Dagegen werden wir die Verarbeitung der Eindrücke, ihre Formung zu einer bestimmten, nämlich komischen Beziehung und deren vorwiegend sprachlichen Ausdruck der Großhirnrinde zuzuschreiben haben. Für das Zusammenwirken dieser Organe werden nun zwei verschiedene Beziehungen notwendig sein:

1. Soll der Mensch auch in Situationen, die sein persönliches Wohlergehen bedrängen, zu einem humorvollen Verhalten im obigen Sinne fähig sein, so wird es nötig sein, daß triebmäßig angelegte primitive Reaktionen besonders gut unterdrückbar sind; die Hemmung der niederen Mechanismen durch die Rindenfunktionen muß in hohem Maße gesichert sein, der komplizierte Apparat der Rinde muß sich stets in ausgiebigem Maße zwischen Eindruck und Handlung einschalten.

2. Andererseits müßte die von den niederen Zentren aus wirksam zu denkende heitere Gefühlsbereitschaft genügend bestimmenden Einfluß auf die Rinde haben, um die gestaltenden Prozesse im Sinne der Gestimmtheit zu lenken. Außerdem ist eine hohe Konstanz dieser Konstellation notwendig, wenn es nicht nur zu gelegentlichen Äußerungen kommen soll, sondern eine Charaktereigenschaft vorliegt.

Sind die wesentlichen Voraussetzungen des Humors überhaupt gegeben, so werden alle endogenen und exogenen Einflüsse, die eine oder mehrere dieser Voraussetzungen in ihrer Wirksamkeit steigern, auch das humorvolle Verhalten überhaupt erleichtern. So ist es verständlich, daß den ausgeruhten, gesicherten, gesättigten Menschen mit stabiler gehobener Stimmungslage der Humor nichts kostet, besonders wenn gleichzeitig die Erlebnisse nicht Bedrohliches zeigen. Wesentliche Bedingungen können wir aber hierin nicht sehen, da wir nach unserer

Definition nicht nur die höchste Betätigung des Humors in bedränglichen Situationen verlangten, sondern ihn auch erfahrungsgemäß bei Kranken, Hungernden und Bedrückten leuchten sehen. Darum werden wir auch dem »Biotonus«, nur eine fördernde Rolle, keine notwendige, zuschreiben können, wie wir auch oben in der psychologischen Betrachtung dem zyklothymen Faktor nur eine mitwirkende, den Humor erleichternde und zur Geltung bringende Wirkung zuerkannten. Begünstigen wird allerdings dieser Faktor sowohl die Stimmungslage als die Kombinationsfähigkeit und ihren sprachlichen Ausdruck.

Im Zusammenhang mit der Komik ist oft die Physiologie des Lachens behandelt worden. *v. Kries* entwickelt im Anschluß an die Theorie von *Spencer* die Auffassung, daß das Lachen ursprünglich dem Ausdruck der Freude gedient habe und dadurch zustande kam, daß ein Erregungsüberschuß in den für andere Zwecke vorgebildeten Bewegungsapparat der Skelettmuskulatur schoß. Später sei es dann allgemeiner der Ausdruck für solche Gegensätzlichkeiten geworden, die außerdem noch eigenartig gekoppelt sind, wie es das Wesen des Komischen verlange. Warum wird aber auch hier der Apparat des Lachens zur Verfügung gestellt? Ein Verständnis dafür eröffnet vielleicht die von *Lipps* gegebene Definition des Komischen, nach der dieses entsteht, wenn ein Bedeutungsvolles seiner Bedeutung verlustig geht, oder wie *Heymans* es modifiziert: wenn die Spannung eines anfänglichen Nichtverstehens durch nachfolgendes Verstehen entspannt wird. Es gibt nun Erlebnisse, in welchen der Eindruck der Komik und das Gefühl der Freude zusammentreffen, also sich das Lachen an die Komik mittelbar anschließen muß: Diese Erlebnisse sind nämlich immer dann gegeben, wenn etwas Fremdes, das (namentlich in primitiven Verhältnissen) immer auch etwas Bedrohliches enthält, auftaucht und dann mehr oder minder plötzlich als etwas Bekanntes und Harmloses durchschaut wird. Dann löst sich die Spannung in Freude auf und diese äußert sich im Lachen. Wer zuerst in solchen Situationen lacht, gibt außerdem damit ein Zeichen, daß keine Gefahr vorliegt, worin sich eine wichtige primitive soziale Funktion des Lachens anzeigt.

Von diesen vorgedachten einfachen Verhältnissen bis zu den feinsten schöpferischen Leistungen des Humors ist es ein weiter Weg, und leiser und leiser wird auf ihm das Lachen. Je stärker die Kraft des Gemüts und je feiner die intellektuelle Leistung ist, um so unscheinbarer kann die sichtbare Ausdrucksbewegung werden.

FSC
www.fsc.org
MIX
Papier | Fördert
gute Waldnutzung
FSC® C083411

Zeitfracht Medien GmbH
Ferdinand-Jühlke-Straße 7
99095 Erfurt, Deutschland
produktsicherheit@kolibri360.de